SIXPACK IN 66 TAGEN

Aus Gründen der einfacheren Lesbarkeit wird auf die geschlechtsspezifische Differenzierung verzichtet. Entsprechende Begriffe gelten grundsätzlich für beide Geschlechter.

Impressum:
ISBN: 978-3-902900-56-2

Media Quarter Marx 3.2
A-1030 Wien, Maria-Jacobi-Gasse 1

Produktion: Ilse Helmreich
Produktionsassistenz: Brigitte Lang
Layout: Elisabeth Waidhofer
Coverbild: Paul Stajan
Bilder: Rita Skoff (S. 20–157), Peeroton/Sonja Buttenhauser (S. 158–169)
Lektorat: Tatjana Zimbelius
Herstellungsort: Wien

Besuchen Sie uns im Internet:
www.echomedia-buch.at

SIXPACK IN 66 TAGEN

ANDREAS TROGER

echomedia
BUCHVERLAG

INHALT

Vorwort

Am Silvesterabend des Jahres 2010 beschloss ich aus einer Laune heraus – ja, die guten alten, leicht angetrunken gefällten Neujahrsvorsätze –, mir einen Waschbrettbauch zuzulegen. Im darauffolgenden Jahr 2011 war ich ganze 15 Mal im Fitnessstudio. Der Silvesterabend des Jahres 2011 bot mir neuerdings die Gelegenheit einen Neujahrsvorsatz zu fassen und – diesmal nicht mehr aus einer Laune heraus, sondern weil ich ungern scheitere, wenn ich mir etwas vornehme – den Waschbrettbauch tatsächlich zu erreichen. Die Anzahl meiner Besuche im Fitnessstudio im Laufe des darauf folgenden Jahres belief sich auf ganze 21 Mal. Zu Silvester 2012 sah ich dann ein, dass der Vorsatz alleine zu wenig ist, und beschloss, das Projekt Waschbrettbauch etwas strukturierter anzugehen.

Um falschen Erwartungen vorzubeugen: Ich bin weder ein Fitnessfreak, noch hatte ich sonderlich Lust darauf, völlig auf McDonald's, Pizza und Co. zu verzichten. Ganz im Gegenteil: Ich trinke sehr gerne ein gutes Bier, oft auch zwei, und rauche dazu genussvoll die eine oder andere Zigarette. Ich will hier natürlich niemanden zum Genuss von Suchtmitteln animieren, aber es soll klar sein, dass man kein Heiliger, Veganer oder Fitnesstrainer sein muss, um mit diesem Programm Erfolg zu haben. Es muss auch keiner aufhören sein Leben zu genießen, nur um sein Ziel zu erreichen. Aber man muss natürlich schon etwas dafür tun.

Ich bin selbstständig und baue gerade mein eigenes Unternehmen auf. Das heißt ich arbeite sicher deutlich mehr als vierzig Stunden die Woche und finde trotzdem Zeit, um zum Training zu gehen. Solange am Abend ein bis zwei Stunden Zeit bleiben, um auf der Couch vor dem Fernseher zu liegen, ist auch genug Zeit zum Trainieren vorhanden. Alles andere sind Ausreden.

Nachdem ich in diversen Internetforen recherchiert hatte, war mir schnell klar, dass ich mein Ziel ohne einen Ernährungs- sowie einen Trainingsplan nicht erreichen würde. Ich vereinbarte also einen Termin bei einem Sportmediziner, um eine Leistungsdiagnostik durchzuführen und mit ihm gemeinsam einen Trainingsplan zu erstellen. Außerdem traf ich mich mit einem Ernährungsberater, um auch die Kost an mein Training anzupassen. Um euch ein paar Anregungen für den Speiseplan zu geben, findet ihr ab Seite 158 eine Auswahl an Rezepten. Probiert sie aus oder wandelt sie nach eurem Geschmack ab.

Die gute Nachricht gleich zu Beginn: Man muss nicht komplett auf seine Leibspeisen verzichten, egal wie ungesund, zuckerreich oder fetthaltig diese auch sein mögen. Aber dazu später mehr. Was bei der Ernährung unverzichtbar ist, um die Muskeln während des Trainings optimal zu versorgen, ist Eiweiß. Laut Ernährungsberater kann man mit zwei Gramm Eiweiß pro Kilogramm Körpergewicht und Tag rechnen, um Muskelwachstum zu erreichen. Die Schwierigkeit ist nur, dass es nahezu unmöglich ist, dem Körper ausschließlich über herkömmliche Nahrung genug Eiweiß zuzuführen. Eine 150-Gramm-Dose Thunfisch enthält zum Beispiel rund 30 Gramm Eiweiß. Bei einem Körpergewicht von 70 Kilogramm müsste man also fast fünf Dosen Thunfisch am Tag essen. Und dabei ist Thunfisch schon eines der eiweißreichsten Nahrungsmittel ...

Ich musste also eine Alternative finden. Nach einer weiteren Internetrecherche hatte ich unzählige Angebote von Eiweißpulvern, Gainern, Shakes, Chargern und dergleichen – und noch weniger Ahnung als zuvor. Auf Empfehlung sowohl meines Ernährungsberaters als auch des mich betreuenden Sportmediziners kam ich schließlich auf die Produkte von Peeroton. Was mir gleich positiv auffiel, war, dass auch das österreichische Skiteam – dessen Erfolge wohl außer Frage stehen – und einige österreichische Fussballvereine – über deren Erfolge sich allerdings streiten lässt – auf Produkte von Peeroton setzen.

Nach einem ersten Test der Produkte, vor allem der eiweißhaltigen, entschied ich mich dafür, es damit zu versuchen. Auch wenn die Produkte im Vergleich etwas teurer sind, war es mir wichtig, dass nur hochwertige Inhaltsstoffe verwendet werden – schließlich wollte ich meinem Körper ja etwas Gutes tun und ihn nicht mit Pulver von zweifelhafter Herkunft schädigen. Das dürfte wohl auch der Grund sein, warum der Österreichische Skiverband auf Peeroton setzt.

Nach dem Termin beim Ernährungsberater ging es weiter zu einem Sportmediziner, um meinen individuellen Trainingsplan zu erstellen. Bevor wir aber ins Training einsteigen, möchte ich gleich vorweg die entscheidenden 6 Faktoren zum Sixpack in 66 Tagen verraten. Wer diese Faktoren in sein Training integriert, ist nur noch 66 Tage vom Sixpack entfernt.

6 Faktoren zum Sixpack in 66 Tagen

1. Konsequenz

Konsequenz ist der wichtigste Faktor beim Training überhaupt. Wenn du sechsmal die Woche trainierst (und auch die anderen 5 Faktoren berücksichtigst), hast du deinen Sixpack in 66 Tagen. Wenn nicht, dann nicht. Punkt!

2. Die richtige Ernährung

Auch die Ernährung spielt eine große Rolle auf dem Weg zum Sixpack. Beherzige den Ernährungsplan! Geh mit deinem Ernährungplan einkaufen, denn nur wenn gesunde Lebensmittel zu Hause sind, isst du auch gesunde Lebensmittel. Wie bereits erwähnt, musst du aber nicht vollständig auf Fast Food oder deine Lieblingsschlemmereien verzichten. Nach sechs Tagen Training und Ernährung nach Plan darfst du am siebten Tag die Sau rauslassen und alles essen, was du möchtest. In Fitnesskreisen nennt man das den „Cheat-Day". Ich rate dir sogar dringend, das auch zu tun: Sich für die geleistet Arbeit und Konsequenz zu belohnen ist Gold wert für die Motivation.

3. Der richtige Trainingsplan

Der Trainingsplan in diesem Buch ist perfekt auf das „Sixpack-Training" abgestimmt. Du musst ihn nur sechsmal die Woche anwenden, dann erreichst du dein heiß begehrtes Ziel. Allerdings rate ich trotzdem zu einer Leistungsdiagnostik, um den Trainingsplan – Pulsbereich, Gewichte und dergleichen – den individuellen Bedürfnissen anzupassen. Dabei kannst du auch gleich eine Einschulung mit einem Fitnesstrainer machen, der dir alle Geräte vor Ort erklärt. Die Übungen sind zwar alle hier beschrieben, aber trotzdem zahlt sich diese Trainerstunde auf jeden Fall aus. Ich spreche aus Erfahrung: Auch ich habe mir früher nie eine Trainerstunde geleistet und kenne jetzt den Unterschied, den die professionelle Beratung macht.

4. Erholungsphasen

Erholungsphasen sind genauso wichtig wie das Training. Da nur ein Tag in der Woche trainingsfrei ist, muss dieser zur Erholung und Entspannung genutzt werden. Nicht nur der Körper, auch der Geist soll sich erholen. Versuche also an deinem freien Tag nicht ans Training zu denken, geh lecker essen und genieß den Cheat-Day. Du wirst sehen, das wirkt Wunder für die Motivation.

5. Die richtige Einstellung

Um es überhaupt sechsmal die Woche zum Training zu schaffen, muss die Einstellung zum Training und zum Sixpack-Projekt stimmen. Mir hat es sehr geholfen, das Training wie einen Job oder ein Kundenprojekt zu sehen, an dem ich arbeite. Du sagst dir ja auch nicht: „Heute hab ich keine Lust / keine Zeit / *hier beliebige Ausrede einsetzen* arbeiten zu gehen, aber morgen gehe ich bestimmt wieder", oder? Warum solltest du es also bei deinem Training machen?

6. Konsequenz

Du hast Punkt 1 schon gelesen? Lies ihn noch einmal!

EINLEITUNG

Noch ein Fitness-Ratgeber, der das Blaue vom Himmel verspricht? Nein, das ist das vorliegende Buch sicher nicht. Einen Sixpack zu bekommen erfordert einiges an Disziplin, Konsequenz und Durchhaltevermögen. Aber jeder kann es schaffen. Die Ausrede „Ich würde ja gerne, aber ich habe keine Zeit" ist die Erwachsenenversion von „Mein Hund hat die Hausaufgaben gefressen" aus der Kindheit. Werde dir klar darüber, wie sehr du tatsächlich etwas an deinem Aussehen und deiner Gesundheit verändern willst. Es kann durchaus sein, dass du zu dem Schluss kommst, dass dir ein Sixpack so viel Aufwand und Verzicht nicht wert ist. Das ist okay, aber zieh das Programm zumindest zwei komplette Splits lang– also acht Tage – durch und triff erst dann deine Wahl. Entscheidest du dich dagegen, brauchst du auch keine Ausreden mehr zu erfinden, warum du nicht trainieren kannst.

Solltest du nach zwei Splits auf den Geschmack gekommen sein, bleib konsequent dabei. Du wirst merken, dass dir schon nach zwei bis drei Wochen etwas fehlen wird, wenn du ein Training versäumst. Gut ist es auch, einen Trainingspartner zu finden. So könnt ihr euch gegenseitig unterstützen, wenn einmal ein Motivationsloch kommt – und das kommt bestimmt. Und nehmt euch unbedingt vor Trainingsbeginn eine oder zwei Trainerstunden. Lasst euch alle Übungen zeigen und erklären. Der Trainer kann dann die nötigen Korrekturen vornehmen. Nur so macht das Training langfristig Spaß. Und was noch wichtiger ist: Nur so könnt ihr sicher sein, Übungen nicht falsch einzuüben, und Verletzungen vorbeugen. Auch bei der Wahl des richtigen Gewichts ist der Trainer behilflich. Die bei den Übungen angegebenen Gewichte sind auf meine Körperstatur und meinen Trainingsstand abgestimmt.

Also worauf wartet ihr noch? Vereinbart eine Stunde mit einem Trainer. Nicht morgen, nicht später, sondern jetzt! Und los geht's!

AN DEN START

von Mag. Reinhard Möseneder, Managing Partner Peeroton

Andreas Troger lernte ich beruflich über ein Online-Projekt kennen. Zuerst unterhielten wir uns nur über Likes, Seitenbesuche, Conversion-Rates – alles sehr technische Details. Für uns war seine Welt noch sehr neu, aber auch er musste sich bei uns – bei Peeroton, dem Experten für Gesundheits- & Sportnahrung – erst einleben.

Durch den intensiveren Kontakt, auch außerhalb der beruflichen Kooperation, erzählte er mir von seinem Plan. Das angestrebte Ziel sollte ein gut gestylter Körper sowie eine neue Art des Wohlbefindens und der Ausgeglichenheit sein. Nachdem das Thema Ernährung und Bewegung in unsere Kernkompetenz fällt, gab es natürlich sehr viele Schnittstellen, wie der IT-Mensch das formulieren würde. Angefangen hat es mit ein paar Tipps von uns, wer Andreas bei seinem Vorhaben begleiten könnte, bis hin zur professionellen Ernährungsanalyse. Diese wird von uns eigentlich nur im Spitzensport angeboten. Da uns das Projekt aber so gut gefallen hat, haben wir beschlossen, es zu begleiten, professionell und emotionell.

Bei Andreas verspürte ich in der Startphase dasselbe Gefühl wie bei mir, als ich mich auf meinen ersten Marathon vorbereitet habe. Ohne das Ziel beim Marathon durchzukommen – und das in einer Zeit unter fünf Stunden – hätte ich nie die Motivation für das Trainingspensum aufgebracht.

Sein fester Wille und sein klares Ziel beflügelte uns, sein Vorhaben mit all unseren Möglichkeiten zu begleiten. Zuerst aus reiner Freundschaft und in weiterer Folge auch als empirische Studie, um unser Peeroton-Konzept im Alltag wieder einmal unter Beweis zu stellen.

Wie bei allen unseren Coachings standen an erster Stelle Disziplin und Konsequenz. Nur damit kann man außergewöhnliche Ziele erreichen, wie viele von uns betreute Spitzensportler in den letzten zwanzig Jahren gezeigt haben. Für diese Top-Athleten ist der Körper ihr Kapital, auf das sie sehr sorgfältig achten müssen. Dies beginnt bei der Ernährung im Alltag, geht über die optimale Trainingsvorbereitung, die mentale Einstellung im Wettkampf, bis hin zur schnellen und effektiven Regeneration. Denn nur wer richtig regeneriert, kann seinen Körper zu Höchstleistungen führen.

Bei Andreas Troger konnten wir vieles wiederfinden, was einen Topathleten auszeichnet. Am Beginn seines Projektes versuchten wir gemeinsam, uns an seine Grenzen heranzutasten. Durch unsere Tipps in Sachen Ernährung und seine professionelle Einstellung gelang es in sehr kurzer Zeit, sichtbare Resultate zu erzielen. Die einzelnen Phasen kann man in seinem 66-Tage-Bericht sehr gut verfolgen. Nachdem das „Werk" vollbracht war und wir die Resultate, inklusive der Fotos von vorher und nachher, unseren Freunden und Bekannten gezeigt hatten, hieß es: „Wie hast du das gemacht? Das möchte ich auch!" Da die Zahl der Interessenten immer größer wurde, haben wir gemeinsam beschlossen, dieses Experiment für alle Interessierten und möglichen Nachahmer in Buchform zu bringen.

Jetzt ist es so weit, das Buch liegt vor und man sieht, es ist möglich. Das Resultat – ein schönes natürliches Sixpack in 66 Tagen mit 66 Minuten Training am Tag – ist jedoch nur mit Disziplin, der richtigen Ernährung und Konsequenz zu erreichen.

Nachdem meine Bauchmuskeln durchaus etwas Training benötigen könnten, habe ich für mich beschlossen, anhand des Leitfadens die Wirkung am eigenen Körper zu testen, sobald das erste Buch gedruckt in meinen Händen liegt. Wer macht mit?

DIE RICHTIGE ERNÄHRUNG

Vor der Ernährungsumstellung hatte ich vor Beginn meines Trainings am meisten Angst, da ich sehr gerne gut esse und trinke. Nach meinem Termin mit dem Ernährungsberater war diese Angst aber weg, da man nicht völligen Verzicht leben muss, damit das Training funktioniert. Einmal die Woche, am Cheat-Day, darf man essen, was man will und so viel man will. Es ist erstaunlich, um wie viel mehr man Lebensmittel genießt, wenn man sie nur an einem Tag der Woche essen darf.

Dafür ist es wichtig die Tage während des Trainings auf seine Ernährung zu achten und regelmäßig zu essen. Nur so ist gewährleistet, dass man während des Trainings immer genug Energie hat. Die Grundregel ist: Etwa zwei Stunden vor dem normalen Krafttraining sollte man ein kleines Mittagessen oder einen Riegel essen. Beim Ausdauertraining ist es ratsam etwa vier Stunden vorher eine kohlenhydratreiche Mahlzeit zu essen. Generell gilt: Nimm nach spätestens 17 Uhr keine Kohlenhydrate mehr zu dir!

An einem Trainingstag sollte die Ernährung so aussehen:

- Eiweißshake plus Energieriegel direkt nach dem Aufstehen
- Frühstück plus Mineral-Vitamin-Drink
- Mittagessen
- Energieriegel als Zwischenmahlzeit, wenn zwischen Mittagessen und Training mehr als drei Stunden liegen
- Mineral-Vitamin-Drink während des Trainings (bei Ausdauereinheiten mit Kohlenhydratzusatz)
- Eiweißshake direkt nach dem Training
- Abendessen

GUTE LEBENSMITTEL

Zusatznahrung:	Mineral-Vitamin-Drink Gainer-Shake Proteinsnack Kohlenhydratzusatz Energieriegel
Fleisch und Geflügel:	Rindfleisch, Steak Kalbfleisch, Schnitzel Huhn Pute Leber Schinken (Aufschnitt), gekocht Eier
Fisch und Meeresfrüchte:	Forelle Lachs Makrele Krabben, Garnelen Thunfisch (bei Konserven: in Wasser eingelegt)
Beilagen:	Reis Kartoffeln Vollkornnudeln Müsli Haferflocken
Milch und Milchprodukte, Süßungsmittel:	Kuhmilch, fettarm (1,5% Fett) Joghurt natur, fettarm (1,5% Fett) körniger Frischkäse (Cottage Cheese) Magerquark Honig, Ahornsirup

Hülsenfrüchte, Nüsse und Samen:	Erbsen Kidneybohnen Sojabohnen Quinoa Sonnenblumenkerne, geschält Walnüsse Pistazien Erdnüsse Kürbiskerne
Obst und Gemüse:	Brokkoli Karotten Salat Äpfel Beeren Ananas Papaya Wassermelone Datteln Trockenobst (Aprikosen, Pflaumen, Rosinen) Ingwer
Brot:	Vollkornprodukte Knäckebrot Reiswaffeln KEINE Weißmehlprodukte
Getränke:	Kräutertee Wasser, Mineralwasser Mineral-Vitamin-Drink Eiweiß-Shakes

DAS REZEPT ZUM ERFOLG

von Sportwissenschaftler Prof. Dr. Werner Schwarz

Wäre ich der Trainer des Buchautors, so würde ich mich zufrieden zurücklehnen und sagen: „Es ist geschafft, wir waren erfolgreich!" Nachdem ich jedoch nicht die Ehre und das Vergnügen hatte, das im Buch geschilderte Training zu planen, zu coachen und anschließend die gesetzten Trainingsmaßnahmen sowie Ernährung und regenerative Maßnahmen zu analysieren, bleibt mir nur Lob und Anerkennung für das Erreichte auszusprechen. Sportlicher Erfolg, so definiert die Sportwissenschaft, ist das Erreichen von klar gesetzten sportlichen Zielen. Entsprechend dieser Definition wurde das Projekt „Sixpack in 66 Tagen" erfolgreich umgesetzt.

Klar definierte Ziele zu setzen ist eine Grundvoraussetzung für den Erfolg. Hier steht der Begriff „Sixpack" für die Zielsetzung und beschreibt die Entwicklung einer sportlichen Figur mit gestraffter und leistungsfähiger Muskulatur. Die passenden modernen Begriffe aus der Sportwissenschaft sind Body-Shaping und Body-Building.
Der traditionsbewusste Trainer aus dem Leistungssport würde von Kraftausdauer- und Muskelaufbautraining sprechen.

Eine vorgegebene Zeitspanne ist die nächste Voraussetzung, um Erfolge feiern zu können. Die genannten und zur Planungsgrundlage gemachten 66 Tage sind trainingswissenschaftlich richtig gewählt. Im Zeitraum von etwas mehr als neun Wochen lässt sich mit wirksam gesetzten Trainingsreizen, mit dem Leistungszustand und der Zielsetzung angepasster Trainingshäufigkeit auch das dritte, so wichtige kennzeichnende Merkmal von sportlichem Training, die Langfristigkeit, umsetzen.

Es ist toll, was erreicht werden kann, wenn Ziele konsequent verfolgt werden. Alle, die beim Lesen inspiriert werden dem Autor nachzueifern, finden in diesem Buch den idealen Wegbegleiter und Ratgeber zu ihrem „Sixpack". Andreas Troger hat genau zu Papier gebracht, was er wann und wie trainiert, wie er sich ernährt und welche Zusatzernährung er verwendet hat. Als Experte stelle ich fest: Training gut geplant und ausgezeichnet umgesetzt; Ernährung optimal bilanziert und eingehalten; Zusatzernährung bedarfsgerecht auf Training, Zusatzbelastungen aus Beruf und Alltag sowie den Ernährungsplan abgestimmt.

Wunderbar arbeitet er eine ganz wichtige Coaching-Wahrheit heraus: Änderungen an der Körperkomposition wie Reduktion von Fettmasse, Erhöhung von Muskelmasse, Straffung der Muskulatur und „Bildhauern" an einer zielgesetzten Körpersilhouette lassen sich nur in Kombination von Ernährung, Training und unter Beimengung einer weiteren wichtigen Zutat, der Langfristigkeit mit Konsequenz und Geduld, erreichen. Die Rezeptur eines „Sixpacks" ist wirksames, regelmäßiges und langfristiges Training, dazu bilanzierte Basisernährung und bedarfsgerechte Zusatzernährung. Mengt man noch individuelle Regenerationsmaßnahmen dazu, hat man die vier Grundzutaten für Erfolg im Sport.

Noch eines hat mich beim Studium des Buchs beeindruckt und gefreut. Der Autor greift stets auf bewährte Übungen und oft auf klassische Übungsprogramme zurück. Er gaukelt nicht vor, Neues erfunden zu haben, um erfolgreich zu sein. Sehr schön zeigt er auf, dass es wichtig ist sich nicht in der Suche nach Neuem zu verlieren.

Und daher, liebe Leserinnen und Leser, wünsche ich mir und Ihnen zum Abschluss Folgendes: Mögen viele unter Ihnen motiviert werden es dem Autor gleichzutun – sich ein Ziel zu setzen, es beharrlich zu verfolgen und zu erreichen. Ich wünsche Ihnen viel Erfolg bei der Umsetzung!

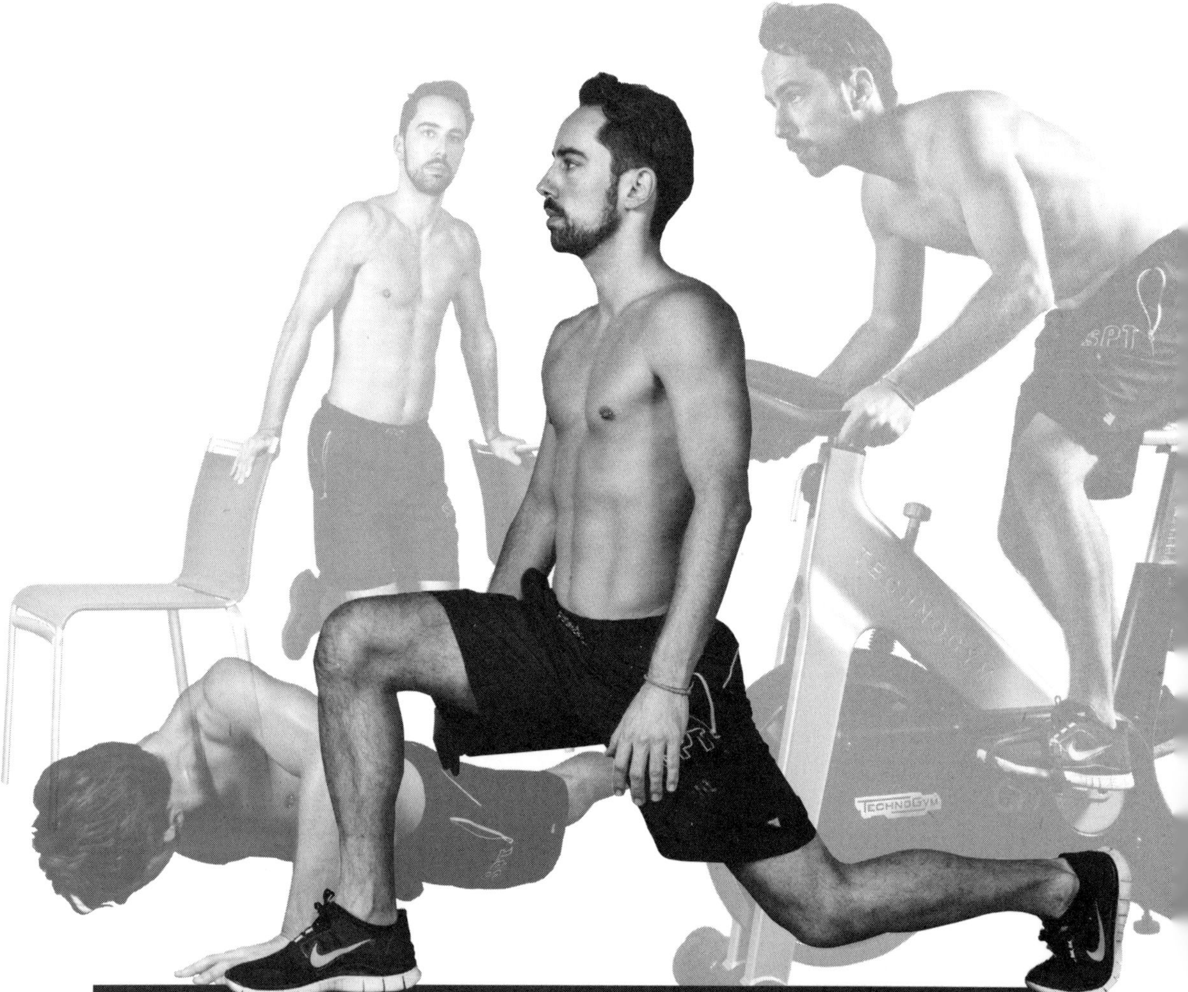

66 TAGESABLÄUFE IM DETAIL

TAG 1

SPLIT 1

»Wer immer auf den perfekten Zeitpunkt wartet, wird nie mit etwas anfangen.«
Motto

Heute beginnt mein Projekt also endlich. Ich weiß, dass ich es in diesem Jahr durchziehen werde und mich die Motivation nicht nach ein bis zwei Wochen wieder verlassen wird. Diesmal habe ich mich professionell vorbereitet. Außerdem ist mein Stolz zu groß, um mir einzugestehen, nach dem dritten vergeblichen Anlauf endgültig gescheitert zu sein und dass ich die Chance mich mit Sixpack zu sehen nur mehr Freitagabend habe, wenn ich neben dem Kühlschrank stehe.

Ich beginne den ersten Tag mit einem halben Liter Eiweißshake Vanille um 8 Uhr morgens und einem Energieriegel. Da ich in der Früh Kaffee brauche, kippe ich einfach einen doppelten Espresso in den Shake. Das schmeckt überraschend gut. „Damit kann ich arbeiten", denke ich und genieße den warmen Kaffee und meine erste Portion Eiweiß.

Zum Frühstück um 10 Uhr trinke ich Kaffee mit einem kleinen Schuss Milch und esse ein Spiegeleisandwich, bestehend aus Schwarzbrot, Hüttenkäse, Tomaten, Gurken, magerem Schinken und zwei Spiegeleiern. Dazu gibt's einen Mineral-Vitamin-Drink.

Mittagessen, 14.51 Uhr: Ich trinke eine Tasse Kaffee mit einem kleinen Schluck Milch und esse einen Energieriegel, um für das Training gerüstet zu sein.

Um kurz vor 16 Uhr beginne ich mit dem Training. Heute steht Split 1 auf dem Programm, und für den ersten Tag läuft das Training ausgezeichnet und macht mir irrsinnig viel Spaß.

Das erste Training ist vorbei, und der Glückshormonausstoß ist enorm – das Gefühl ist so ähnlich wie nach gutem Sex. Ampel bei der Heimfahrt rot – egal. Gerade von einem Idioten geschnitten worden – Was soll's? Mir geht's einfach gut. Ich freu mich schon auf das morgige Training. Noch mehr freue ich mich aber jetzt auf ein leckeres Essen und die Couch.

Zum Abendessen nehme ich ein leckeres Steak mit grünem Salat und einen Mineral-Vitamin-Drink zu mir.

TAG 2

SPLIT 4 – RAD

> »Ein rollender Stein setzt kein Moos an.«
> *Erasmus von Rotterdam, Theologe und Philosoph der frühen Neuzeit*

Der Tag beginnt mit einem höllischen Muskelkater – fünf komplett sportfreie Monate lassen den Körper anscheinend doch ein bisschen einrosten. BCAAs (Branched-Chain Amino Acids) sollen den Muskeln helfen, besser zu regenerieren. Ich beschließe, selbige in Kapselform zu mir zu nehmen und bekomme die Hand fast nicht zu meinem Mund. Trotzdem genieße ich die Schmerzen auch ein bisschen. – Es tut gut wieder Sport zu treiben.

Ernährungstechnisch beginnt der Tag wieder um 8 Uhr mit einem Eiweißshake (plus doppeltem Espresso) und einem Energieriegel, um gleich von Beginn an genug Energie zu haben.

Zum Frühstück um 10 Uhr gibt es ein Kornweckerl mit Thunfischaufstrich, Gurken, vier Rühreier, Kaffee mit einem Schuss Milch und einen Mineral-Vitamin-Drink.

Da heute Ergometertraining auf dem Programm steht, lasse ich das Mittagessen ausfallen.

Um etwa 14 Uhr geht es für eine Stunde auf das Ergometerfahrrad, auf dem ich versuche, im Pulsbereich von 130 bis 140 Schlägen pro

Minute zu bleiben. Ich muss mich erst daran gewöhnen, einen so niedrigen Puls zu halten. Laut meiner Leistungsdiagnostik ist das allerdings der Bereich, in dem ich am meisten Fett verbrenne – Fett, das am Bauch weg muss, um den Blick auf den zukünftigen Sixpack nicht zu verdecken. Mein Ernährungsberater hat mir den Tipp gegeben, während des Ergometertrainings einen mit Kohlenhydratzusatz gemischten Mineral-Vitamin-Drink zu mir zu nehmen, um meine Kohlenhydratspeicher nicht völlig zu entleeren.

Nach meinem ersten Tag auf dem Rad sind die Beine etwas schwer, und ich lege mich noch für zehn Minuten in die Sauna.

Zum Abendessen gibt es eine Dose Thunfisch, vermischt mit einem Becher Hüttenkäse, Tomaten und Tabasco. Das schmeckt lecker, lässt sich ohne großen Aufwand zubereiten und bringt dem Körper noch einmal einen ordentlichen Eiweißschub.

TAG 3

SPLIT 2

» Der heutige Tag ist mehr wert
als zwei zukünftige Tage. «

Benjamin Franklin, einer der Gründungsväter der Vereinigten Staaten

Heute beim Aufstehen habe ich absolut keine Lust auf Sport. Ich trinke erst einmal meinen Eiweiß-Espresso-Shake und esse einen Riegel, um in Schwung zu kommen.

Auch nach dem Frühstück um 10 Uhr, das diesmal aus einem Vollkornbrot mit Hüttenkäse, spanischem Putenschinken, Leichtkäse, Tomaten, Gurken und Kresse, zwei Spiegeleiern, einem Kaffee mit etwas Milch und einem Mineral-Vitamin-Drink besteht, hält sich meine Motivation in Grenzen.

Der innere Schweinehund versucht dann sofort ansatzweise Kopfweh vorzutäuschen oder eine Erkältung oder Müdigkeit. Die Kunst liegt darin zu erkennen, wann der Körper wirklich eine Pause braucht und wann er sich nur drücken will.

Zu Mittag gibt es ein Truthahnfilet mit Arrabbiata-Pesto-Panier, Brokkoli und einem Glas Wasser.

Als ich um ca. 14.30 Uhr beim Training ankomme, bin ich immer noch nur sehr mäßig motiviert. Aber sobald das Aufwärmen und die ersten paar Sätze vorbei sind und sich auf der Stirn Schweißtropfen zu bilden beginnen, läuft es.

Nach dem Training geht es für eine Viertelstunde in die Sauna zum Entspannen. Der trainingsbedingte Endorphinausstoß bewirkt, dass ich mich super fühle und mich freue, meinen inneren Schweinehund überwunden zu haben. Jetzt freue ich mich auch schon auf die morgige Einheit. Nun heißt es ab nach Hause und lecker essen. Auch der Appetit wird durchs Training angeregt: Hatte ich vorher nicht wirklich Hunger, genieße ich jetzt mein Curry-Putenfilet mit grünem Salat.

TAG 4

SPLIT 3

»Jedem Nachteil steht ein Vorteil gegenüber.«

W. Clement Stone, amerikanischer Unternehmer, Philanthrop und Autor

Aufstehen und gleich einen Shake trinken und einen Riegel essen – langsam komme ich ihn den Rhythmus und ich merke, dass mir der Energieschub gleich nach dem Aufwachen gut tut. Früher tat's auch eine Zigarette und ein Kaffee (dachte ich zumindest). Aber ich merke jetzt, dass es mir wesentlich besser geht und ich mit viel mehr Power in den Tag starte.

Um 10 Uhr gibt's dann ein ordentliches Frühstück mit Schwarzbrot, Hüttenkäse, magerem Schinken, zwei Spiegeleiern, Tomaten, Gurken, einem Kaffee mit etwas Milch und einem Mineral-Vitamin-Drink.

Da einige Termine auf dem Plan stehen und keine Zeit zum Essen sein wird, fällt das Mittagessen heute aus. Stattdessen gibt es einen Energieriegel und einen Eiweißriegel, dazu einen halben Liter Wasser. Das macht erstaunlich satt, schmeckt gut und ist vor dem Sport unverzichtbar, denn ohne genügend Energie zum Training zu gehen ist kontraproduktiv, denn der Körper verbrennt auch Muskelmasse, wenn die Energiespeicher leer sind.

Etwa zwei Stunden nach meinem Riegel-Mittagessen beginne ich mit dem Training. Ich fühle mich weder hungrig noch überessen – die

Riegel waren also genau richtig. Das Training macht mir heute sehr viel Spaß und ich merke, dass mein Körper langsam auf Touren kommt.

Nach dem Training geht's noch kurz in die Sauna und dann nach Hause. Nachdem heute ja das Mittagessen ausgefallen ist, gibt es ein schönes großes Steak und Brokkoli. So macht gesunde Ernährung Spaß.

TAG 5

SPLIT 4 – RAD

> »Was wäre das Leben, hätten wir nicht den Mut, etwas zu riskieren?«
> *Vincent van Gogh*

Heute regnet es schon beim Aufstehen, es ist kalt und grau: gerade das richtige Wetter fürs Fitnessstudio also. Ich freue mich auch schon auf die Einheit. Zuerst gönne ich mir aber mal einen leckeren Shake und einen Riegel.

Das Frühstück besteht heute aus Räucherlachs auf Schwarzbrot mit Hüttenkäse, vier Rühreiern, Kaffee mit einem Schuss Milch und einem Mineral-Vitamin-Drink.

Das Mittagessen besteht aus Vollkornnudeln mit Hühnerfleisch, frischen Tomaten, Chilis und Olivenöl. Dazu ein Glas Wasser. Da heute eine Ausdauereinheit auf dem Programm steht, versuche ich davor meine Kohlenhydratspeicher ordentlich aufzufüllen.

Beim Training rund vier Stunden später habe ich auch wieder meinen Mineral-Vitamin-Drink dabei, der mit Kohlenhydratzusatz gemischt ist. Als ich auf dem Rad sitze und die ersten fünfzehn Minuten hinter mir habe, genieße ich das Training in vollen Zügen. Bewegung ist schon etwas Feines, vor allem dann, wenn sie dazu führt, dass der Schweiß nur so in Bächen an meinem Körper hinunterrinnt. Auch in der Sauna danach ist das nicht anders, und ich genieße die Wärme auf der Haut und bin stolz, dass ich schon zum fünften Mal diese Woche beim Training war. Morgen noch eine Einheit, und dann gibt es den ersten wohlverdienten Ruhetag.

Da ich heute keine Lust mehr habe großartig zu kochen, gibt es zum Abendessen mein Thunfisch-Hüttenkäse-Tabasco-Gericht. Das schmeckt lecker und ist im Nu zubereitet.

TAG 6

SPLIT !

» Vieles scheint unmöglich, bis es getan ist. «

Motto

Der heutige Tag bringt die letzte Trainingseinheit für diese Woche und zum ersten Mal ein Übungsprogramm, das ich bereits hatte: Split 1 mit Brust- und Bizepstraining. Ich fühle mich gut, als ich meinen Shake trinke und einen Riegel esse, bevor der Tag losgeht.

Das Frühstück besteht heute aus zwei Kornweckerln, einmal mit Hüttenkäse, Putenschinken, Leichtkäse und Gemüse, einmal mit einer zarten Schicht Butter und frischem Bienenhonig – lecker. Dazu gönne ich mir einen Kaffee mit einem Schuss Milch und einen Mineral-Vitamin-Drink.

Zu Mittag gibt es eine schöne große Portion Gemüsereis mit Hühnerfleisch und ein Glas Wasser.

Beim Training spüre ich, dass sich meine Brust- und Armmuskulatur, die nach dem letzten Split-1-Training doch ordentlich geschmerzt hatte, wieder gut regeneriert hat. Ich habe keinen Muskelkater mehr und kann beim Training Vollgas geben. Mir wird klar, dass ich bereits nach sechs Tagen das Training vermissen würde und sich mein Körper schon an die tägliche Bewegung gewöhnt hat. So soll es sein.

In der Sauna danach bin ich stolz, dass ich die erste Woche mit sechs Trainingseinheiten durchgezogen habe, und freue mich auf meinen morgigen Ruhetag und Cheat-Day.

Zum Abendessen gibt es noch ein schönes Stück Lachsfilet, dazu eine Schüssel grünen Salat mit Kernöl.

TAG 7

PAUSE

> »Das Leben besteht zu zehn Prozent daraus,
> was dir passiert, und zu neunzig Prozent daraus,
> wie du darauf reagierst«
> *Motto*

Heute ist der erste Ruhetag, seit ich mit dem Training begonnen habe. Nach dem Aufstehen trinke ich aber trotzdem einen Shake und esse einen Riegel. Irgendwie habe ich mich bereits an das Morgenritual gewöhnt.

Zum Frühstück – heute etwas später – wird ausgiebig geschlemmt, mit Schimmelkäse, Salami, frischen Semmeln und allem, was fett, zuckerhaltig und lecker ist. Als Abschluss gönne ich mir ein schönes, dickes Schokocroissant.

Nachmittags bin ich heute mit Freunden unterwegs, und wir machen einen kleinen Zwischenstopp in einem Fast-Food-Restaurant für Big Mac, Pommes, Chicken Nuggets und Cola. Lecker.

Als Abschluss des heutigen Cheat-Day gibt es am Abend noch eine riesige Salamipizza mit einem Spiegelei. Cheat-Day rocks! – Und nach dem vielen lecker ungesunden Essen den ganzen Tag über freue ich mich auch schon wieder richtig auf mein morgiges Training.

Resümee Woche 1

Die erste Woche ist sehr gut verlaufen. Meine Motivation ist größer als jemals zuvor und ich weiß, dass ich es in diesem Jahr schaffen werde. Auch die Ernährungsumstellung, vor der ich zuvor etwas Angst hatte, ist kein Problem. Man kann auch gesunde Lebensmittel essen, die lecker sind. Fleisch ist ein wichtiger Bestandteil der Mahlzeiten, und bei Steaks, Hühnchen und Co muss man sich somit auch nicht zurückhalten.

Die größte Umstellung bei der Ernährung war es, am Abend beziehungsweise nach 17 Uhr keine Kohlenhydrate mehr zu essen. Dadurch fallen die klassischen Beilagen wie Kartoffeln, Reis und Nudeln sowie Brot am Abend weg. Aber mit feinen Salaten, Dips aus Hüttenkäse oder leckeren Gemüsevariationen lässt sich das problemlos aushalten.

Auch das Training selbst ist sehr positiv verlaufen. Nach anfänglichem Muskelkater hat sich mein Körper mittlerweile gut auf die Belastung eingestellt und bereits ein leichtes „Suchtverhalten" entwickelt. Ich bin mir sicher mein Training jetzt bereits zu vermissen, wenn ich damit aufhören würde. Vielleicht rede ich mir das aber auch nur ein. Zumindest empfinde ich es im Moment so und freue mich auf Woche zwei.

TAG 8

SPLIT 2

> »Du hast immer die Wahl: Du kannst dein Handtuch in die Ecke schmeißen oder es dazu nutzen, dir den Schweiß von der Stirn zu wischen.«
> *Motto*

Heute beginnt Woche zwei, und ich bin motivierter als je zuvor. Der „Anything goes"-Cheat-Day samt Ruhephase hat meinem Körper, aber speziell dem Kopf gut getan. Nachdem ich die Ernährungsumstellung leichter als gedacht geschafft habe und ich einmal pro Woche essen kann, was ich will, weiß ich, dass der Ernährungsplan für mich so funktioniert.

In der Früh starte ich wie immer mit einem Shake und einem Riegel. Um 10 Uhr gibt es Frühstück: Schwarzbrot mit Hüttenkäse und ein Paar Scheiben Leichtkäse, vier Rühreier und ein Stück geräucherte Forelle, dazu einen Kaffee mit einem Schuss Milch und ein Glas Orangensaft.

Zu Mittag gibt es gegrillte Truthahnbrust, Reis mit Erbsen und dazu ein Glas Wasser.

Zwei Stunden nach dem Mittagessen fahre ich voll motiviert zum Training. Diese Woche beginnt mit Split 2. Ein kompletter Durchlauf aller Splits mit Ruhetagen und Wechsel dauert genau zwei Wochen. Die erste Woche beginnt mit Split 1, die zweite mit Split 2 und die dritte Woche wieder mit Split 1. Das hat den Vorteil, dass man auf diese Weise längere Regenerationsphasen zwischen den Splits hat.

Beim Training merke ich, dass diese Regenerationszeit sehr wichtig ist und ich heute nach meinem Ruhetag wieder ordentlich Power habe. Danach gehe ich wie immer kurz in die Sauna und freue mich, dass die zweite Woche so erfolgreich gestartet hat.

Zum Abendessen gibt es Tomaten-Mozzarella-Salat mit frischem Basilikum, Olivenöl, Balsamico und gegrillten Putenbruststreifen.

TAG 9

SPLIT 4 - RAD

»Alles, was der Mensch leistet, ist das unmittelbare Ergebnis seiner eigenen Gedanken.«

James Allen, einer der ersten Autoren von Selbsthilferatgebern, 19. Jahrhundert

Nach dem Aufstehen freue ich mich mittlerweile schon richtig auf meinen Shake mit doppeltem Espresso und einen leckeren Riegel. Das bringt Energie in der Früh. Zum Frühstück esse ich drei Vollkornweckerln mit Eiaufstrich und Tomaten, ein Müsli mit Äpfeln und Joghurt und ein Glas Mineral-Vitamin-Drink.

Da heute eine Ausdauereinheit auf dem Programm steht, fülle ich meine Kohlenhydratspeicher mittags noch einmal ordentlich mit bunten Bandnudeln mit Hühnerfleisch und Tomatensauce auf. Vor der Radeinheit nehme ich mir wieder rund vier Stunden Zeit zum Verdauen.

Im Fitnessstudio angekommen, freue ich mich schon richtig auf eine Stunde radfahren und abschalten. Nach zehn Minuten beginne ich wieder zu schwitzen, und nach weiteren zehn rinnt mir der Schweiß in Bächen den Körper hinunter. Der Pulsbereich zwischen 130 bis 140 Schlägen scheint wirklich optimal für meinen Körper zu passen. Ich kann mich nicht erinnern, früher beim Sport so stark geschwitzt zu haben.

Obwohl ich während des Radfahrens eigentlich schon genug Körperflüssigkeit verloren habe, gönne ich mir trotzdem meinen gewohnten Saunagang.

Beim Abendessen mit gegrilltem Hühnerfilet mit Curry, Paprika und frischem Brokkoli und einem Glas Wasser bekomme ich leichte Kopfschmerzen. Die Stunde auf dem Rad und die Sauna danach waren wohl doch etwas zu anstrengend. Ich beschließe, das nächste Mal nach dem Ausdauertraining nur mehr kürzer in die Sauna zu gehen oder sie überhaupt wegzulassen. Manchmal entstehen Kopfschmerzen allerdings einfach durch das starke Schwitzen und den damit verbundenen Verlust an Mineralsalzen. Dem kann man durch das Trinken von elektrolythaltigen Getränken, wie beispielsweise Peeroton Isotonic Ultra Drink, vorbeugen.

TAG 10

SPLIT I

»Wenn du nur für Wochenenden und Urlaube lebst, stimmt etwas nicht.«

Motto

In der Früh nehme ich wie immer einen Shake und einen Riegel zu mir, zum Frühstück später zwei Stück Schwarzbrot, dazu Ham and Eggs mit drei Eiern und fettarmem Schinken, eine Tasse Kaffee mit einem Schuss Milch und ein Glas Mineral-Vitamin-Drink.

Heute freue ich mich schon richtig aufs Training. Endlich ist wieder Split 1 mit Brust- und Bizepstraining dran. Zum Mittagessen etwa zwei Stunden vor dem Sport gibt es gegrilltes Hühnerfleisch mit asiatischem Wok-Gemüse und Pilzen und ein Glas Wasser.

Beim Training läuft alles super und ich kann mich richtig verausgaben. Ich habe meinen Trainingsplan auf dem Handy mit dabei. So sehe ich immer, welche Übung mit wie vielen Wiederholungen und welchem Gewicht als nächste dran ist. Außerdem ist es super, während des Trainings Musik zu hören, die noch einmal ordentlich antreibt.

Nach dem Training begebe ich mich wie immer in die Sauna. Das Abendessen bringt ein leckeres Steak mit frischem Bohnengemüse und ein Glas Wasser.

TAG 11

SPLIT 3

» Muskelkater? Müde? Außer Atem?
Klasse – es funktioniert! «
Motto

Heute bin ich den ganzen Tag beruflich unterwegs. Zum Frühstück gibt es drei Stück Schwarzbrot mit Hüttenkäse, spanischem Putenschinken, Mozzarella, Tomaten und Gurken, eine Tasse Kaffee mit einem Schuss Milch und einen Mineral-Vitamin-Drink.

Mittags bin ich zum Essen eingeladen und freue mich auf gegrillten Lachs mit frischem Saisongemüse und ein Glas Wasser. Da ich schon in der Früh befürchtet habe, dass der Tag heute länger wird, habe ich mir vorsichtshalber auch ein paar Riegel eingepackt. Und ich sollte sie auch brauchen.

Um 21 Uhr komme ich nach meinem letzten Termin zu Hause an und würde nichts lieber tun als einfach auf die Couch zu fallen. Aber meine Split-3-Trainingseinheit steht noch auf dem Programm. Ich packe meine Sachen und fahre ins Fitnessstudio. Zum Glück habe ich den Nachmittag und Abend mit Riegeln überbrückt und habe jetzt genug Saft fürs Training. Mit leerem Magen Sport zu betreiben ist nämlich eher kontraproduktiv.

Als ich vom Fitnessstudio nach Hause komme, ist es 23.30 Uhr und ich bin todmüde, aber auch unglaublich stolz, dass ich trainieren war. Die Einstellung, das Training als Job zu sehen, hat mir dabei geholfen. Und der Glückshormonausstoß danach lässt ohnedies alle Zweifel schwinden.

TAG 12

SPLIT 4 – RAD

» Du wirst einen Weg finden, wenn dir etwas wichtig ist. Ist es dir nicht wichtig, wirst du eine Ausrede finden. «
Motto

Nach dem langen Tag gestern bin ich in der Früh überraschend fit und starte wie immer mit Shake und Riegel. Zum Frühstück gibt es dann zwei Kornspitz mit Hüttenkäse, geräucherter Forelle und Paprika, zwei Spiegeleier, eine Tasse Kaffee mit einem Schuss Milch und einen Mineral-Vitamin-Drink.

Da heute wieder eine Ausdauereinheit auf dem Programm steht, fülle ich meine Speicher mit Vollkornnudeln mit gegrilltem Putenfleisch und Basilikumpesto und einem Glas Wasser. Ungefähr vier Stunden später gehe ich zum Training, das bei den Ausdauereinheiten mittlerweile immer gleich abläuft: rauf aufs Rad, Ohrstöpsel rein, Musik an, und los geht eine Stunde ohne Ablenkung. Das hat fast schon etwas von Meditation. Nachdem ich nach meiner letzten Rad- und Saunaeinheit etwas Kopfweh hatte, gehe ich heute nur kurz in die Sauna.

Zum Abendessen gibt es gegrilltes Hühnerfilet mit Curry, Paprika und frischem Brokkoli, dazu ein Glas Wasser. Heute habe ich keine Kopfschmerzen. Wahrscheinlich war ich das letzte Mal tatsächlich etwas überlastet.

TAG 13

SPLIT 2

» Es ist immer zu früh, um aufzugeben. «
Motto

Heute ist der letzte Trainingstag für diese Woche, und ich beginne mit Shake und Riegel. Später gibt es Schwarzbrot mit Thunfischaufstrich und rotem Paprika, vier Rühreier, Kaffee mit einem Schuss Milch und ein Glas Mineral-Vitamin-Drink.

Mittags esse ich gegrillte Putenbrust mit Gemüsereis und grünen Salat mit Kernöl. Dazu trinke ich ein Glas Wasser. Um 14 Uhr geht es ab zum Training. Der Vorteil am Samstag ist, dass das Fitnessstudio meistens relativ leer ist. Ich habe alle Geräte für mich und ziehe meinen letzten Split für diese Woche durch. Nach dem Ende der Einheit gehe ich noch in die Sauna und freue mich bereits wieder auf das nächste Training. So kann es weitergehen.

Am Abend gibt es noch einen Tomaten-Mozzarella-Salat mit frischem Basilikum, Olivenöl, Balsamico und einer Dose Thunfisch, dazu ein Glas Wasser.

TAG 14

PAUSE

> »Du kannst nicht das werden, was du werden möchtest, solange du so bleibst, wie du jetzt bist.«
>
> *Motto*

Heute ist Cheat-Day. Kein Training, kein Ernährungsplan, einfach nur relaxen und genießen. Zum Frühstück wird wieder ausgiebig geschlemmt. Ich freue mich schon auf leckeren Käse, frische Semmeln, Salami und noch ein paar andere Leckereien. Als Abschluss gibt es wieder ein Schokocroissant. Auf das habe ich mich schon die ganze Woche gefreut.

Nachmittags beim Bummeln in der Stadt esse ich einen leckeren Kebab, später einen Hot Dog, und zum Abschluss gönne ich mir noch ein Stück Torte zum Kaffee.

Als Krönung des heutigen Cheat-Day bestelle ich mir am Abend eine feine Pizza und spüre, wie gut dieser Tag Pause getan hat, bevor es wieder mit dem Training losgeht.

Resümee Woche 2

Auch die zweite Woche verlief sehr gut. Meine Motivation ist nach wie vor hoch und ich freue mich, dass ich nun schon vierzehn Tage lang konsequent geblieben bin. Die Ernährungsumstellung bereitet mir keine Probleme und mein Verdacht der ersten Woche bestätigt sich: Ich würde mein Training definitiv vermissen, sollte ich jetzt damit aufhören. Dieses Gefühl hatte ich bislang noch nie, und es fühlt sich gut an.

Auch körperlich sieht man schon eine leichte Veränderung. Generell sieht der Körper straffer und besser trainiert aus. Speziell nach dem Training, wenn die Muskeln aufgepumpt sind, ist schon zu sehen, wohin die Reise geht – zum Sixpack.

TAG 15

SPLIT I

> »Wenn du keine Lust mehr auf ständige Neustarts hast, dann hör endlich auf aufzugeben!«
>
> *Motto*

Ich starte in die dritte Woche mit einem Shake und einem Riegel. Um 10 Uhr frühstücke ich mit Schwarzbrot, Hüttenkäse, magerem Schinken, zwei Spiegeleiern, Tomaten, Gurken, einem Kaffee mit etwas Milch und einem Mineral-Vitamin-Drink.

Heute steht wieder ein Split-1-Training auf dem Programm und wie sich herausgestellt hat, ist das mein Lieblingstag. Dementsprechend freue ich mich schon auf das Training heute. Zu Mittag gibt es davor noch gegrillte Putenbrust mit Gemüsereis, eine Schüssel grünen Salat mit Kernöl und ein Glas Wasser.

Das Training verläuft wieder sehr gut und die Bewegungsabläufe fühlen sich langsam vertraut an. Nach dem Sport geht's noch kurz in die Sauna.

Am Abend esse ich noch Tomaten-Mozzarella-Salat mit frischem Basilikum, Olivenöl, Balsamico und einer Dose Thunfisch und trinke dazu ein Glas Wasser. Danach schlafe ich zufrieden ein.

TAG 16

SPLIT 4 – RAD

» Es sind nicht deine Beine, die aufgeben,
es ist dein Kopf. Bleib dran! «
Motto

Heute steht erneut ein Ausdauertag auf dem Programm. Ich frühstücke um 10 Uhr ein Kornweckerl mit Thunfischaufstrich und Gurken, vier Rühreier, Kaffee mit etwas Milch und einen Mineral-Vitamin-Drink.

Mittags gibt es wieder eine kohlenhydratreiche Mahlzeit mit Vollkornnudeln, Lachs, Brokkoli, Knoblauch und Olivenöl, dazu ein Glas Wasser. Leider habe ich meine Kopfhörer zu Hause liegen gelassen – dann wird das heute eben eine Einheit ohne Musik. Danach weiß ich, dass ich sicher nie wieder meine Kopfhörer vergessen werde: Mit Musik macht das Training, vor allem das Ausdauertraining, viel mehr Freude, und die Motivation ist einfach höher, wenn man Spaß hat. Wenigstens die Sauna danach ist auch ohne Kopfhörer sehr entspannend.

Am Abend gibt es noch ein schönes großes Steak, Brokkoli und ein Glas Wasser.

TAG 17

SPLIT 2

> »Zu den Orten, die sich lohnen,
> gibt es keine Abkürzungen.«
> *Motto*

Heute steht wieder ein Split-2-Training für Rücken und Trizeps auf dem Programm. Zum Frühstück gibt es Kaffee mit einem kleinen Schuss Milch und ein Spiegeleisandwich, bestehend aus Schwarzbrot, Hüttenkäse, Tomaten, Gurken, magerem Schinken und zwei Spiegeleiern. Dazu trinke ich einen Mineral-Vitamin-Drink.

Zu Mittag bereite ich mir vor dem Training noch gegrillten Reis mit Eiern und Hühnchen zu und trinke ein Glas Wasser. Beim Training bin ich bei der ersten Übung nicht ganz bei der Sache, vergesse kurz auf meine Körperspannung und spüre sofort einen Stich im Rücken. Vorsichtig mache ich mit dem Langsitzrudern weiter und achte darauf, dass meine Rückenmuskulatur bei jedem Zug angespannt ist. Davon abgesehen, läuft das Training gut.

Am Abend habe ich keine Lust groß zu kochen und esse Tomaten-Mozzarella-Salat mit frischem Basilikum, Olivenöl, Balsamico und einer Dose Thunfisch, dazu ein Glas Wasser. Der Stich im Rücken dürfte nicht so schlimm gewesen sein, zumindest spüre ich jetzt nichts mehr davon.

TAG 18

SPLIT 3

»Hör auf es allen anderen Menschen recht zu machen und durchschnittlich zu sein. Es beraubt dich der Möglichkeit außergewöhnlich zu sein!«
Motto

Heute steht Split 3 auf dem Programm. Ich merke schon beim Aufstehen, dass mein Rücken schmerzt. Anscheinend habe ich gestern beim Training die Rückenmuskulatur gezerrt. Ich hoffe, dass zumindest nichts gerissen ist, und trinke erst einmal einen Shake und esse einen Riegel.

Zum Frühstück gibt es heute zwei Kornweckerln, einmal mit Hüttenkäste, Putenschinken, Leichtkäse und Gemüse, einmal mit einer zarten Schicht Butter und frischem Bienenhonig – als kleines Trostpflaster für meine Rückenschmerzen, dazu natürlich Kaffee mit einem Schuss Milch und einen Mineral-Vitamin-Drink.

Nach Rücksprache mit dem Sportmediziner lasse ich das Training heute vorsichtshalber aus. Ich hatte bei meinem Versuch im Vorjahr das gleiche Problem: Trotz einer Zerrung im Rücken ging ich trainieren und fiel daraufhin für etwa eine Woche aus. Das will ich nicht noch einmal riskieren und esse zu Mittag bunte Bandnudeln mit Hühnerfleisch und Tomatensauce.

Auch wenn ich den heutigen Split auslasse, trinke ich trotzdem am Nachmittag meinen Shake, den ich normalerweise immer direkt nach dem Sport zu mir nehme.

Am Abend richte ich mir noch einen Tomaten-Mozzarella-Salat mit frischem Basilikum, Olivenöl, Balsamico und gegrillten Putenbruststreifen her.

TAG 19

SPLIT 4 – RAD

» Achte auf deine Gedanken, denn sie werden zu Worten. Achte auf deine Worte, denn sie werden zu Handlungen. Achte auf deine Handlungen, denn sie werden zu Gewohnheiten. Achte auf deine Gewohnheiten, denn sie werden dein Charakter. Achte auf deinen Charakter, denn er wird dein Schicksal. «
Chinesisches Sprichwort

Heute steht wieder eine Ausdauereinheit auf dem Programm. Ich spüre bei manchen Bewegungen zwar noch ein schwaches Ziehen im Rücken, denke aber, dass ich wieder trainieren kann. Ich trinke also einen Shake und esse einen Riegel.

Das Frühstück bringt wieder Vollkornbrot mit Hüttenkäse, spanischem Putenschinken, Leichtkäse, Tomaten, Gurken und Kresse, zwei Spiegeleier, einen Kaffee mit einem Schuss Milch und einen Mineral-Vitamin-Drink.

Ich telefoniere kurz mit meinem Sportmediziner, der mir das O.K. fürs Training gibt, wenn ich mich gut genug dafür fühle. Das tue ich, und da eine Ausdauereinheit auf dem Programm steht, ist mein Mittagessen heute wieder besonders kohlenhydratreich: Vollkornnudeln mit Hühnerfleisch, Tomaten, Chilis und Olivenöl.

Auf dem Rad spüre ich nichts von meinem Rücken. Heute habe ich auch meine Kopfhörer dabei und das Training fällt mir wesentlich leichter. Den anschließenden Saunabesuch lasse ich heute ausfallen. Am Abend esse ich ein leckeres Steak mit grünem Salat und trinke einen Mineral-Vitamin-Drink.

TAG 20

SPLIT I

»Langsam zu laufen ist kein Problem – solange du weiterläufst.«
Motto

Heute steht wieder Split 1 und der letzte Trainingstag der Woche auf dem Programm. Die Schmerzen in meinem Rücken waren zum Glück wohl nur eine leichte Zerrung und sind wieder vollständig verschwunden. Ich trinke meinen Shake, esse einen Riegel und freue mich auf das bevorstehende Training.

Zum Frühstück gibt es Räucherlachs auf Schwarzbrot mit Hüttenkäse, vier Rühreier, Kaffee mit etwas Milch und einen Mineral-Vitamin-Drink.

Bevor es zum Training geht, esse ich eine schöne große Portion Kartoffeln mit Hühnerfleisch, einen Käferbohnensalat und ein Glas Wasser. Beim Training bin ich besonders vorsichtig und achte darauf, dass meine Rückenmuskulatur immer gut angespannt ist, wenn ich Übungen mache, die den Rücken beanspruchen.

Am Abend mache ich mir einen Tomaten-Mozzarella-Salat mit frischem Basilikum, Olivenöl, Balsamico und gegrillter Hühnerbrust.

TAG 21

PAUSE

» Dein Wunsch dich zu verändern muss größer sein als dein Wunsch gleich zu bleiben. «
Motto

Der Ruhetag verläuft wie auch die anderen Ruhetage zuvor: fein frühstücken, am Nachmittag ein paar Leckereien, die so nicht auf dem Ernährungsplan stehen, und am Abend wieder eine Pizza. Wieder merke ich, wie wichtig der Regenerationstag für den Körper, speziell aber für den Kopf ist. Ich genieße jeden Bissen meines Essens und sehe es als Belohnung für das konsequente Training der vergangenen Woche.

Resümee Woche 3

Auch Woche drei lief bis auf die kleine Rückenverletzung sehr gut. Nach der Erfahrung im Jahr zuvor, als mich eine Rückenverletzung zu einer einwöchigen Trainingspause zwang und ich schließlich das gesamte Vorhaben hinschmiss, war es auf jeden Fall die richtige Entscheidung einen Tag zu rasten.

Es ist wichtig, bei Verletzungen oder wenn man ausgepowert ist auf seinen Körper zu hören. Es ist immer besser einen Tag auszusetzen als etwas zu überstürzen und danach länger auszufallen oder womöglich komplett die Motivation zu verlieren.

Das darf allerdings keine Ausrede sein, die dann ständig benutzt wird: „Heute bin ich so müde – besser ich lasse das Training aus." Versuche zu erkennen, wann dich dein innerer Schweinehund zu etwas verleiten will und wann dein Körper wirklich eine Pause braucht.

TAG 22

SPLIT 2

> »Du kannst dich morgen schlecht fühlen, weil dein Körper mit dir spricht oder weil du ein schlechtes Gewissen hast. Du hast die Wahl!«
>
> *Motto*

Die neue (Trainings-)Woche startet wie immer mit einem Shake und einem Riegel. Später esse ich zwei Kornspitz mit Hüttenkäse, geräucherte Forelle und Paprika, zwei Spiegeleier, eine Tasse Kaffee mit einem Schuss Milch und einen Mineral-Vitamin-Drink.

Zu Mittag gibt es heute gegrillten Lachs mit Saisongemüse, Kartoffeln und ein Glas Wasser. Beim Training angekommen, merke ich nach ein paar Minuten, dass ich immer besser in Form komme. Ich schaffe teilweise mehr Wiederholungen als am Anfang und kann bei manchen Übungen bereits das Gewicht etwas erhöhen. Das muss allerdings immer individuell erfolgen. Du wirst das merken, wenn du selbst im Training stehst. Nach dem Sport geht es wieder ab in die Sauna.

Am Abend esse ich noch mein altbekanntes Thunfisch-Hüttenkäse-Tabasco-Gericht und schlafe bald darauf ein.

TAG 23

SPLIT 4 – RAD

» Der Unterschied zwischen dem, der du bist, und dem, der du sein möchtest, ist das, was du tust. «
Motto

Heute steht wieder Ausdauertraining auf dem Programm. Ich trinke einen Shake und esse einen Riegel. Direkt nach dem Aufstehen hat sich das super bewährt, und es verhindert am Morgen zu lange ohne Energiezufuhr zu sein. Ein weiterer Vorteil ist, dass der Riegel nicht so schwer im Magen liegt und man sich dadurch viel frischer fühlt.

Zum Frühstück zwei Stunden später esse ich zwei Stück Schwarzbrot, dazu Ham and Eggs mit drei Eiern und fettarmem Schinken und trinke eine Tasse Kaffee mit etwas Milch und ein Mineral-Vitamin-Drink. Da mich heute wieder eine Ergometereinheit erwartet, koche ich mir mittags Vollkornnudeln mit gegrilltem Putenfleisch und Basilikumpesto und trinke wie üblich ein Glas Wasser dazu.

Die Einheit auf dem Rad nutze ich gerne, um einfach abzuschalten. Ich höre Musik und versuche den Pulsbereich so konstant wie möglich zu halten, um eine optimale Fettverbrennung zu gewährleisten. Nach der Einheit geht es wieder in die Sauna. Am Abend esse ich noch ein Steak mit buntem Gemüse und trinke ein Glas Wasser.

TAG 24

SPLIT 1

»Strebe nach Fortschritt und nicht nach Perfektion!«
Motto

Heute steht wieder mein Lieblingssplit Nummer 1 auf dem Programm. Zur Feier des Tages trinke ich einen Shake und esse einen Riegel. Zum Frühstück gibt es später Schwarzbrot mit Thunfischaufstrich und Paprika, vier Spiegeleier, Kaffee mit Milch und ein Glas Mineral-Vitamin-Drink.

Bevor ich nachmittags zum Training aufbreche, gibt es etwa zwei Stunden vorher gegrilltes Hühnerfleisch mit Wok-Gemüse und Pilzen und ein Glas Wasser. Im Fitnessstudio treffe ich einen alten Bekannten. In den Pausen zwischen den Splits reden wir oft für ein paar Minuten. Diesmal dauert mein Training eine halbe Stunde länger. Ich beschließe, mich in Zukunft im Studio nur mehr auf das Training zu konzentrieren und das Plaudern bleiben zu lassen.

Danach gehe ich mit meinem alten Bekannten ein Bier trinken. Aus dem einen Bier werden drei. Das entspricht zwar absolut nicht dem Trainingsplan, muss aber ab und zu sein und ist auch kein Problem, wenn es nicht häufig vorkommt. Als ich nach Hause komme, ist es schon relativ spät, da lasse ich das Abendessen einfach ausfallen.

TAG 25

SPLIT 3

»Manche hören auf, wenn sie müde sind.
Sieger hören auf, wenn sie fertig sind.«
Motto

Heute steht Split 3 auf dem Programm, und ich beginne den Tag mit einem Shake und einem Riegel. Zum Frühstück gibt es drei Stück Schwarzbrot mit Hüttenkäse, Putenschinken, Leichtkäse, Tomaten und Gurken, eine Tasse Kaffee mit einem Schuss Milch und einen Mineral-Vitamin-Drink.

Da ich heute wieder viele Termine habe, bleibt keine Zeit zum Essen. Zum Glück habe ich meine Riegel dabei und kann mir so die nötige Energie für das Training sichern. Ich nehme mir meinen Vorsatz von gestern zu Herzen und konzentriere mich wieder nur auf den Sport. Nach rund einer Stunde bin ich fertig und fühle mich großartig. Die Sauna danach tut diesem Gefühl keinen Abbruch.

Zum Abendessen gibt es wieder mein Thunfisch-Hüttenkäse-Spezialgericht aus einer Dose Thunfisch mit einem Becher Hüttenkäse, Tomaten und Tabasco. Das schmeckt lecker, ist in etwa einer Minute zubereitet und bringt einen ordentlichen Eiweißschub. Auch wenn es etwas fad klingen mag, ich freue mich nach dem Training richtig auf dieses Gericht.

TAG 26

SPLIT 4 - RAD

»Bewegung schüttet Endorphine aus.
Endorphine machen dich glücklich.«
Motto

Heute ist es wieder Zeit für das Ergometertraining, und ich trinke zur Abwechslung einen Eiweißshake und esse einen Riegel. Zum Frühstück gibt es Kornspitz mit Hüttenkäse und Schinken, vier Rühreier und ein Stück geräucherte Forelle, Kaffee mit einem Schuss Milch und ein Glas Orangensaft.

Etwa vier Stunden vor dem Ergometertraining esse ich gegrillte Truthahnbrust und Reis mit Erbsen und trinke dazu ein Glas Mineral-Vitamin-Drink. Da ich privat gerade vor einer schwierigen Herausforderung stehe, freue ich mich auf dem Weg zum Training schon darauf, eine Stunde zum Nachdenken zu haben, in der ich nicht gestört werde. Nach dem Sport begebe ich mich wie üblich in die Sauna. Und heute merke ich es wieder: Wenn ich mich auf dem Rad verausgabe und dann zu lange in die Sauna gehe, bekomme ich Kopfschmerzen.

Zu Hause esse ich ein Curry-Putenfilet und grünen Salat mit Kernöl. Ich überlege, ob ich noch eine Kopfwehtablette nehmen soll. Bevor ich mich entschieden habe, bin ich bereits eingeschlafen.

TAG 27

SPLIT 2

> »Wenn alles gegen dich gerichtet zu sein scheint, dann bedenke: Das Flugzeug hebt gegen den Wind ab – nicht mit ihm.«
>
> *Motto*

Heute ist der letzte Trainingstag für diese Woche. Als ich aufstehe, sind die Kopfschmerzen vom Vortag zum Glück verschwunden, und ich trinke in Ruhe meinen Shake und esse meinen Riegel. Zum Frühstück mach ich mir Räucherlachs auf Schwarzbrot mit Hüttenkäse, vier Rühreier, Kaffee mit einem Schuss Milch und einen Mineral-Vitamin-Drink.

Mittags esse ich gegrillte Putenbrust mit Reis und grünen Salat mit Kernöl, dazu trinke ich ein Glas Wasser. Beim Sport denke ich darüber nach, dass ich mein Projekt nun schon seit knapp einem Monat durchziehe und bin mächtig stolz darauf. Und obwohl (oder vielleicht auch gerade weil) ich jetzt schon doppelt so lange durchhalte wie bei meinen Versuchen in den Jahren zuvor, macht mir das Training unheimlich viel Spaß und ich würde es definitiv vermissen, sollte ich jetzt damit aufhören.

Am Abend gibt es noch gegrilltes Pangasiusfilet mit Brokkoli, dazu ein Glas Wasser.

TAG 28

PAUSE

> »Tu was du kannst mit dem, was du hast, dort, wo du bist.«
>
> *Theodore Roosevelt, Präsident der Vereinigten Staaten 1901–1909*

Heute ist endlich wieder „Cheat and Relax Day" und ich freue mich auf einen gemütlichen Brunch mit Nutellasemmel zum Abschluss. Das hatte ich schon ewig nicht mehr gegessen, und sie schmeckt unbeschreiblich gut – speziell nach einer harten Trainingswoche mit rigorosem Ernährungsplan.

Am Nachmittag geht es fast schon traditionell zu einer großen Fast-Food-Kette. Beinahe vergesse ich, dass heute Cheat-Day ist und will mir einen Salat mit gegrillten Hühnerstreifen bestellen. Daraus wird aber schnell ein Jumbo-Burger-Menü inklusive ein paar kleiner fetter Extras.

Als Abschluss gibt es am Abend – das ist auch schon beinahe eine Tradition – noch eine Pizza.

resümee woche 4

Der erste Monat ist vorbei, und ich fühle mich großartig. Ich habe den gesamten Trainingsplan jetzt zweimal komplett durch und bin motivierter als je zuvor. Vor allem merke ich, dass mein Körper schon jeden Tag nach dem Training verlangt. Anscheinend gewöhnt man sich an regelmäßigen Sport schneller, als gemeinhin so angenommen wird.

Mir hat, wie schon erwähnt, sehr geholfen, dass ich das Training nicht mehr als Option im Sinne von „wenn ich Zeit habe, gehe ich trainieren" sehe, sondern als fixen Bestandteil meines Tagesablaufes. Dadurch habe ich in vier Wochen nur eine Trainingseinheit ausgelassen – und das war verletzungsbedingt.

TAG 29

SPLIT 1

» Wenn du ständig dasselbe Kapitel liest, hast du keine Chance, mit einem neuen Kapitel anzufangen. «
Motto

Woche fünf beginnt wieder mit einem Shake und einem Riegel. Zum Frühstück gibt es drei Vollkornweckerln mit Eiaufstrich und Tomaten, ein Müsli mit Äpfeln und Joghurt und ein Glas Mineral-Vitamin-Drink.

Zu Mittag esse ich gegrillte Truthahnbrust und Reis mit Erbsen und trinke wie üblich ein Glas Wasser. Zwei Stunden später fahre ich zum Training und ziehe meinen Lieblingssplit Nummer 1 durch. Auf dem Nachhauseweg fällt mir mein „Fast-Versehen" vom gestrigen Cheat-Day ein und ich mache einen Zwischenstopp bei einem Fast-Food-Restaurant, um mir einen Salat mit gegrillten Hühnerstreifen zu holen.

Zu Hause angekommen, verzehre ich mein gesundes „Fast Food" – wer hätte gedacht, dass es das gibt – und freue mich, dass die Ernährungsumstellung so problemlos geklappt hat und mir viel mehr erlaubt ist, als ich erwartet hatte. Außerdem reicht es mir aus, einmal die Woche alles essen zu dürfen, was ich will, um genug Motivation zu haben, den Ernährungsplan unter der Woche durchzuziehen.

TAG 30

RAD

> »Bin ich mit einer Trainingseinheit am Ende, bereue ich es niemals. Ich bereue es aber jedes Mal, wenn ich eine Einheit ausgelassen habe.«
>
> *Motto*

Tag 30 bringt wieder eine Ausdauereinheit. Riegel und Shake versüßen mir wie immer den Morgen. Zum Frühstück um ca. 10 Uhr gibt es dann drei Stück Schwarzbrot mit Hüttenkäse, spanischem Putenschinken, Mozzarella, Tomaten und Gurken, eine Tasse Kaffee mit einem Schuss Milch und einen Mineral-Vitamin-Drink.

Wenn ihr den Bericht über die ersten dreißig Tage aufmerksam gelesen habt, wisst ihr bereits, warum ich heute Mittag Vollkornnudeln mit Lachs, Brokkoli, Knoblauch und Olivenöl esse: Vier Stunden später sitze ich im Sattel, höre Musik und habe ein kleines Motivationsloch. Normalerweise entspanne ich immer total auf dem Ergometer. Heute suche ich nach einer halben Stunde verzweifelt nach Ausreden, um früher Schluss zu machen.

Schließlich beende ich die Einheit nach einer Dreiviertelstunde und gehe in die Sauna. Auf dem Nachhauseweg tut es mir schon wieder leid und mir wird klar, dass ich es noch nie im Nachhinein bereut habe trainieren gegangen zu sein. Dafür bedaure ich aber jetzt, das Training frühzeitig abgebrochen zu haben. Ich beschließe also das nächste Mal, wenn mich die Motivation verlässt, daran zu denken und etwas mehr Biss zu zeigen. Ich weiß ja, dass es sich lohnt.

Zum Abendessen nehme ich noch ein leckeres Steak mit grünem Salat zu mir und trinke einen Mineral-Vitamin-Drink.

TAG 31

SPLIT 2

> »Wenn Hunger nicht das Problem ist, ist essen nicht die Lösung.«
> *Motto*

Der Start in den Morgen geht wieder mit Shake und Riegel los, zum Frühstück stehen zwei Kornweckerl mit Hüttenkäste, Putenschinken, Leichtkäse und Gemüse auf der Karte, dazu Kaffee mit einem Schuss Milch und ein Mineral-Vitamin-Drink.

Zu Mittag esse ich gegrillten Reis mit Eiern und Hühnchen, dazu gibt's ein Glas Wasser. Beim Training bin ich wieder voll motiviert, und es macht mir einen Riesenspaß, mich bei Split 2 ordentlich auszupowern. Auch der Blick nach dem Training in den Spiegel macht mittlerweile Freude, da man schon deutlich sieht, dass mein Körper aufs Training anspricht. Sowohl Bizeps und Trizeps als auch Brust- und Schultermuskulatur sind deutlich gewachsen. Der Sixpack bekommt ebenfalls schon leichte Konturen. Sind die Muskeln nach dem Training auch noch aufgepumpt, sieht das schon richtig gut aus.

Nach meinem Saunagang gehe ich noch mit Freunden essen und gönne mir ein schönes großes Porterhouse-Steak mit Gemüse, dazu ein leckeres Weizenbier.

TAG 32

SPLIT 3

» Dein Körper erreicht das,
was dein Kopf zu denken bereit ist. «
Motto

Der Tag beginnt mit einer Cola und einem Donut. – Nur ein kleiner Scherz, natürlich starte ich auch heute mit einem Riegel und einem Shake. Und ganz ehrlich hätte ich auch keine Lust auf Cola in der Früh. Einen Donut würde ich mir da schon eher einreden lassen. Generell habe ich das Glück, dass ich nie ein großer Softdrink-Fan war, weshalb es mir auch nicht schwer fällt, auf Cola, Fanta, Sprite und andere Flüssigzuckerinjektionen zu verzichten.

Zum Frühstück um 10 Uhr steht heute ein Kaffee mit einem kleinen Schuss Milch, Schwarzbrot mit Hüttenkäse, Tomaten, Gurken, magerem Schinken und zwei Spiegeleiern auf der Speisekarte. Dazu genehmige ich mir noch einen Mineral-Vitamin-Drink.

Zu Mittag gibt es ein Truthahnfilet mit Arrabbiata-Pesto-Panier, Brokkoli und einem Glas Wasser. Da ich am Nachmittag noch auf Terminen unterwegs bin, esse ich nur einen Riegel, um fürs Training gerüstet zu sein. Als ich um etwa 17 Uhr beim Studio ankomme, ahne ich auf dem Parkplatz schon Böses. Jetzt ist Rushhour im Fitnessstudio und ich muss bei mehreren Übungen meines heutigen Split 3 anstehen.

In der ebenfalls überfüllten Sauna beschließe ich, nur mehr um diese Zeit zum Training zu gehen, wenn es gar keine andere Möglichkeit gibt. Abends esse ich noch ein schönes Stück Lachsfilet und grünen Salat mit Kernöl.

TAG 33

SPLIT 4 - RAD

» Den ersten Schritt zu machen unterscheidet die Gewinner von den Verlierern. «
Brian Tracy, Sachbuchautor

Tag 33 bedeutet Halbzeit meines Projekts „In 66 Tagen zum Sixpack", und das feiere ich gebührend mit einem Shake und einem Riegel.

Zum Frühstück gibt es heute Räucherlachs auf Schwarzbrot mit Hüttenkäse, vier Rühreier, Kaffee mit einem Schuss Milch und einen Mineral-Vitamin-Drink.

Mittags esse ich in Vorfreude auf das heutige Ausdauertraining bunte Bandnudeln mit Hühnerfleisch und Tomatensauce. Die Einheit auf dem Rad genieße ich die vollen sechzig Minuten lang und merke, dass ich mich nach 33 Tagen Training auch konditionell deutlich verbessert habe. Nach einem kurzen Saunagang freue ich mich auch schon auf die Couch.

Zu Hause richte ich mir noch mein bewährtes Thunfisch-Hüttenkäse-Tabasco-Gericht und schlafe bald darauf ein.

TAG 34

SPLIT I

» Wenn ich mich schlecht ernähre, ist es wenig verwunderlich, dass ich mich schlecht fühle. «

Motto

Heute ist der letzte Trainingstag der Woche und ich freue mich während ich meinen Shake trinke und meinen Riegel esse schon auf den morgigen Cheat- und Relax-Day.

Zum Frühstück um 10 Uhr gibt es Vollkornbrot mit Hüttenkäse, Putensalami, Leichtkäse, Tomaten, Gurken und Kresse sowie zwei Spiegeleier und einen Kaffee mit etwas Milch, außerdem einen Mineral-Vitamin-Drink.

Zu Mittag genehmige ich mir eine schöne große Portion Gemüsereis mit Hühnerfleisch und ein Glas Wasser. Das anschließende Split-1-Training läuft wieder super. Es ist einfach ein gutes Gefühl, wenn man sich total verausgaben kann und weiß, dass der Endorphinausstoß einem für den Rest des Abends ein Lächeln auf das Gesicht zaubern wird.

Zum Abendessen gibt es ein Curry-Putenfilet, dazu eine große Schüssel grünen Salat mit Kernöl und ein Glas Wasser. Ich kann heute irgendwie nicht einschlafen, weil ich ständig an ein Snickers denken muss. Ich versuche diese Abweichung vom Ernährungsplan damit zu rechtfertigen, dass in dem Snickers zumindest eiweißreiche Erdnüsse sind.

Ich schließe mit mir selbst einen Kompromiss, lass das Snickers Snickers sein und esse eine halbe Tüte Erdnüsse und ein Stück Schokolade. Ein Deal, mit dem mein Körper anscheinend leben kann und kurz darauf einschläft.

TAG 35

PAUSE

> »Du kannst immer aufgeben –
> warum also gerade jetzt?«
> *Robert Kiyosaki, Geschäftsmann und Autor*

Den Ablauf der Cheat-Days kennt ihr ja mittlerweile. Ich starte mit einem Brunch, und als „Nachspeise" esse ich einen Donut und trinke einen Latte macchiato.

Nachmittags werden wieder die Geschmacksvorzüge von Döner, Kebab und Co. ausgetestet. Als ich an der Tankstelle zahle, fällt mein Blick auf ein Snickers: gekauft, gegessen und genossen.

Als krönenden Abschluss gibt's auch diesmal wieder die abendliche Pizza.

Resümee Woche 5

Nun ist mehr als die Hälfte der 66-Tage-Sixpack-Challenge vorbei und ich fühle mich spitze. Sowohl Bizeps und Trizeps als auch Brust- und Schultermuskulatur sind schon deutlich gewachsen. Durch das Ausdauertraining verschwindet auch mein kleiner „Wohlstandsbauch" zusehends. Es sind sogar schon leichte Konturen des Sixpack erkennbar.

Sind die Muskeln nach dem Training aufgepumpt, sieht man schon, wo die Reise in den nächsten 31 Tagen hingehen wird. Schließlich will ich ja nicht nur einen Sixpack, sondern es muss das Gesamtpaket aus Oberkörper, Armen, Beinen und Bauchmuskeln stimmen.

Meine Motivation war bis auf ein paar kleine Durchhänger immer hoch, und ich denke auch nicht, dass sich das noch ändern wird. Dazu hat sich mein Körper schon zu sehr an das regelmäßige Training gewöhnt und braucht es mittlerweile auch. Regelmäßig zu trainieren ist nach einer gewissen Zeit fast wie eine Sucht.

TAG 36

SPLIT 2

»Du wirst nie wissen, wo deine Grenze ist, solange du nicht versuchst sie zu erreichen.«
Motto

Die letzten dreißig Tage beginnen mit einem Shake und einem Riegel. Zum Frühstück gibt es ein Kornweckerl mit Thunfischaufstrich, Gurken, vier Rühreier, Kaffee mit einem Schuss Milch und einen Mineral-Vitamin-Drink.

Zu Mittag esse ich ein Steak mit Gemüse und Kartoffeln, und etwa zwei Stunden später geht es ab zum Training. Ich fühle mich gut und merke wieder, wie wichtig der gestrige Tag war, um mich zu erholen und den Kopf frei zu bekommen. Nach dem Training begebe ich mich wie üblich kurz in die Sauna.

Am Abend bereite ich mir noch einen Tomaten-Mozzarella-Salat mit Olivenöl, Balsamico und gegrillten Putenbruststreifen zu.

TAG 37

SPLIT 4 – RAD

» Einschränkungen gibt es nur, wenn du sie zulässt. «
Motto

Tag 37 bringt wieder eine Ausdauereinheit. Ich trinke einen Shake und esse einen Riegel. Danach muss ich los zu einem Termin. Da heute keine Zeit zum Frühstücken bleibt, esse ich am Vormittag noch einen zweiten Riegel.

Mittags werden mit Nudeln, Hühnerfleisch und Pilzen wieder Kohlenhydrate getankt, bevor es vier Stunden später zum Ergometertraining geht. Das läuft schon wie von selbst: Ohrhörer rein, Musik an und eine Stunde radeln. Mittlerweile schaffe ich es bereits, die ganze Einheit hindurch den Pulsbereich in einem Fenster von etwa zehn Schlägen zu halten (natürlich erst nach den ersten paar Minuten).

Nach dem Training begebe ich mich wieder in die Sauna, und am Abend richte ich mir noch ein Paprika-Putenfilet mit einer großen Schüssel Salat her.

TAG 38

SPLIT I

> »Es sind nicht die äußeren Umstände, die das Leben verändern, sondern die inneren Veränderungen, die sich im Leben äußern.«
>
> *Motto*

Ich trinke einen Shake, esse einen Riegel und freue mich in der Früh schon wieder auf mein Split-1-Training. Um 10 Uhr gibt's dann ein ordentliches Frühstück mit Schwarzbrot, Hüttenkäse, magerem Schinken, zwei Spiegeleiern, Tomaten, Gurken, einem Kaffee mit etwas Milch und einem Mineral-Vitamin-Drink.

Mittags mache ich mir Vollkornnudeln mit gegrilltem Putenfleisch und Basilikumpesto, dazu trinke ich ein Glas Wasser, bevor es etwas später zum Sport geht. Wenn das Training optimal läuft, brauche ich mittlerweile ziemlich genau eine Stunde für den gesamten Split. Die Pausen dazwischen, die mit Bauchübungen gefüllt sind, sind so nicht zu lang und auch nicht zu kurz.

Am Abend gibt es dann noch einen Tomaten-Mozzarella-Salat mit gegrillten Hühnerbruststreifen, dazu wie immer ein Glas Wasser.

TAG 39

SPLIT 3

» Es spielt keine Rolle, woher du kommst.
Alles, was zählt, ist, wohin du gehst. «
Brian Tracy, Sachbuchautor

Ich trinke einen Shake und esse einen Riegel. Später gibt's dann zum Frühstück drei Stück Schwarzbrot mit Hüttenkäse, Mozzarella, Tomaten und Gurken, eine Tasse Kaffee mit einem Schuss Milch und einen Mineral-Vitamin-Drink.

Zu Mittag nehme ich heute gegrilltes Hühnerfleisch mit Wok-Gemüse und ein Glas Wasser zu mir. Etwa zwei Stunden später geht es ab zum Traininig. Heute steht Split 3 auf dem Programm: Beine und Schultern. Bei vielen (Kraft-)Sportlern ist der „Leg-Day" nicht so beliebt, da sie der Meinung sind, die Beinmuskulatur ist im Vergleich zum Oberkörper und den Armen nicht so wichtig. Jeder, der schon einmal ein Foto eines solchen Athleten gesehen hat, wird da anderer Meinung sein. Außerdem werden durch das Beintraining Botenstoffe ausgeschüttet, die das Muskelwachstum im ganzen Körper anregen. Also: Don't skip Leg-Day!

Nach dem Training geht's wieder ab in die Sauna, und abends mach ich mir ein Steak mit buntem Gemüse, dazu trinke ich Wasser.

TAG 40

SPLIT 4 – RAD

»Nimm dir Zeit zum Nachdenken, aber wenn die Zeit zum Handeln gekommen ist, hör auf zu denken und geh es an!«
Motto

Tag 40 beginnt wie die 39 Tage zuvor mit einem Shake und einem Riegel. Zum Frühstück gibt es Schwarzbrot mit Thunfischaufstrich und rotem Paprika, vier Rühreier, Kaffee mit etwas Milch und ein Glas Mineral-Vitamin-Drink.

Da heute wieder eine Ergometereinheit auf dem Programm steht, kommen zu Mittag Kartoffeln mit Hühnerfleisch und Gemüse auf den Tisch, dazu ein Glas Wasser. Die Stunde auf dem Ergometer vergeht wie im Flug, und ich bin fast etwas überrascht, als die Uhr eine Stunde Fahrzeit anzeigt. Danach setze ich mich noch kurz in die Sauna.

Am Abend richte ich mir gegrilltes Hühnerfilet mit Curry, Paprika und frischem Brokkoli und trinke ein Glas Wasser.

TAG 41

SPLIT 2

» Wenn du nicht bis zum Ziel gehst, warum gehst du überhaupt? «

Joe Namath, American-Football-Legende

Heute ist wieder der letzte Trainingstag der Woche. Ich trinke einen Shake und esse einen Riegel. Zum Frühstück gibt es Schwarzbrot mit Hüttenkäse und Leichtkäse, vier Spiegeleier und ein Stück geräucherte Forelle, dazu Kaffee mit einem Schuss Milch und ein Glas Orangensaft.

Als ich beim Mittagessen mit Truthahnfilet in Arrabbiata-Pesto-Panier, Brokkoli und einem Glas Wasser sitze, bin ich erstmals seit langem nicht wirklich motiviert. Es regnet und es ist kalt, und ich möchte am liebsten nur zu Hause auf der Couch liegen. Doch dann denke ich an die Sauna im Anschluss an das Training und beschließe, doch ins Studio zu fahren.

Nach etwa fünf Minuten Training bin ich froh über meine Entscheidung, und die Motivationslosigkeit von vorhin ist wie weggeblasen. Nach dem Sport hole ich mir meinen verdienten Saunagang ab. Gerade in Phasen, in denen man nicht trainieren will, ist es extrem wichtig es trotzdem zu tun. Durch kleine Belohnungen fällt das meist leichter: Zum Beispiel kann man sich mit einer geringen Abweichung vom Ernährungsplan belohnen, wenn man sich doch zum Training durchgerungen hat, das man eigentlich sausen lassen wollte. Manchmal hilft es auch, sich ausnahmsweise eine verkürzte Trainingseinheit vorzunehmen. Ist man erst einmal im Studio, zieht man dann meist doch das ganze Programm durch. Und nach einem Training hat es noch nie jemand bereut, hingegangen zu sein. Nach einem verpassten Training ist das nahezu immer der Fall.

Zum Abendessen gibt es eine Dose Thunfisch mit einem Becher Hüttenkäse, Tomaten und Tabasco vermischt, der aufmerksame Leser kennt das ja schon. Danach schlafe ich mit der Zufriedenheit ein, die man nur hat, wenn man weiß, dass man seinen inneren Schweinehund überwunden und sich zum Training aufgerafft hat. Herrlich!

TAG 42

PAUSE

» Erinnere dich immer wieder zurück an den Anfang, um zu sehen, wie weit du bereits gekommen bist. «

Motto

Der Ruhetag beginnt wieder mit ausschlafen, leckerem Frühstück und ein bisschen auf der Couch herumgammeln.

Danach bin ich bei einer Familienfeier eingeladen, auf der Lammkoteletts, herrliche Saucen, ausgezeichnete Weine und diverse Torten und Kuchen kredenzt werden. Ein Eldorado für mich an meinem Cheat-Day.

Nachmittag und Abend werden hauptsächlich mit Essen und Trinken verbracht. Irgendwann wird nur mehr getrunken.

Resümee Woche 6

Die sechste Woche verlief ohne große Überraschungen. Bis auf einen kleinen Motivationshänger, den ich aber erfolgreich und ohne Trainingsausfall überstanden habe, lief alles nach Plan. Der Trick mit der Sauna hat Wunder gewirkt. Wenn man sich kleine Belohnungen überlegt, die man nur bekommt, wenn man zum Training geht, hilft das oft dabei, ein Motivationstief zu überwinden.

TAG 43

SPLIT 1

»Mein Interesse gilt der Zukunft, denn dort erwarte ich den Rest meines Lebens zu verbringen«
Charles F. Kettering, amerikanischer Erfinder und Geschäftsmann

Heute ist wieder Split 1 dran. Hurra! Ich trinke einen Shake und esse einen Riegel und habe noch leichte Kopfschmerzen von der vortägigen Familienfeier. Ich mache mir ein Schwarzbrot mit ein bisschen Butter und Honig und trinke eine Tasse Kaffee mit einem Schuss Milch. Ich hatte einfach mal wieder Lust auf Honigbrot.

Da das Frühstück nicht so ausgiebig war, esse ich am Vormittag noch einen Riegel. Mittags gibt es gegrillte Truthahnbrust, Reis mit Erbsen und ein Glas Wasser. Bevor ich zum Training fahre, bin ich extrem müde – die Familienfeier lässt grüßen – und möchte eigentlich lieber schlafen als trainieren. Da aber heute wenigstens das Split-1-Training dran ist, denke ich mir, „Wer feiern kann, kann auch arbeiten", raffe mich auf und fahre ins Fitnessstudio.

Zum Abendessen gibt es ein schönes saftiges Steak und Gemüse, und ich kann endlich schlafen.

TAG 44

SPLIT 4 - RAD

»Der Mensch ist nicht ein Werk der Umstände, sondern die Umstände sind ein Werk des Menschen.«

Benjamin Disraeli, britischer Schriftsteller und Staatsmann

Ich beginne meinen Tag mit einem Shake und einem Riegel und esse zum Frühstück drei Vollkornweckerln mit Eiaufstrich und Tomaten, ein Müsli mit Äpfeln und Joghurt und trinke ein Glas Mineral-Vitamin-Drink.

Zu Mittag gibt es gegrillte Putenbrust mit Gemüsereis, dazu eine Schüssel grünen Salat mit Kernöl und ein Glas Wasser. Vier Stunden später mache ich mich auf den Weg zur Ergometereinheit. Heute sitzt zufällig eine Freundin auf dem Ergometer neben mir und wir unterhalten uns während der gesamten Stunde miteinander. Bei meiner Pulsfrequenz von rund 130 kann ich gerade noch – abgesehen von ein paar kleinen Atempausen – normal mit ihr reden. Ein guter Trick, wenn man keine Pulsuhr hat, denke ich. Nach dem sehr kurzweiligen Training geht es noch ab in die Sauna.

Am Abend esse ich ein gegrilltes Hühnerfilet mit Curry, Paprika und frischem Brokkoli und trinke ein Glas Wasser.

TAG 45

SPLIT 2

» Nur wer gegen den Strom schwimmt, kommt zur Quelle. «

Motto

Ich beginne den Tag mit einem Shake und einem Riegel. Zum Frühstück esse ich zwei Stück Schwarzbrot, dazu Ham and Eggs mit drei Eiern und fettarmem Schinken und trinke eine Tasse Kaffee mit einem Schuss Milch und einen Mineral-Vitamin-Drink.

Zu Mittag gibt es gegrillte Putenbrust mit Kartoffeln, eine Schüssel grünen Salat mit Kernöl und ein Glas Wasser. Zwei Stunden später geht es ab zum Split-2-Training. Heute konzentriere ich mich voll auf das Training und merke danach, dass ich (zumindest subjektiv) mehr Wiederholungen bzw. mehr Gewicht schaffe, wenn ich mich voll auf das Training konzentriere. Nach dem Training freue ich mich wieder auf die Sauna.

Zum Abendessen bereite ich mir heute gegrillten Lachs mit Brokkoli und Hüttenkäse zu und trinke ein Glas Wasser.

TAG 46

SPLIT 3

> »Wenn du Zeit hast zu jammern und dich zu beklagen, dann hast du auch Zeit, um die Dinge zu ändern.«
> *Motto*

Nach Shake und Riegel zum Wachwerden gibt es um 10 Uhr meinen Frühstückskaffee mit einem kleinen Schuss Milch, ein Spiegelei-sandwich mit Schwarzbrot, Hüttenkäse, Tomaten, Gurken, magerem Schinken und zwei Spiegeleiern, außerdem einen Mineral-Vitamin-Drink.

Mittags mache ich mir gegrillten Reis mit Eiern und Hühnchen und trinke dazu ein Glas Wasser. Etwa zwei Stunden später mache ich mich auf zum Split-3-Training und gönne mir anschließend noch etwas Entspannung in der Sauna.

Das Abendessen bringt diesmal ein Curry-Putenfilet mit einer großen Schüssel grünen Salat mit Kernöl, dazu ein Glas Wasser.

TAG 47

SPLIT 4 – RAD

» Wir alle haben Misserfolge hinter uns. Diese Tatsache macht uns erst bereit für kommende Erfolge. «

Motto

„Shake und Riegel in der Früh und du hast beim Aufstehen keine Müh", denke ich mir beim Wachwerden und beschließe – Spoiler-Alert! –, ob meines literarischen Talents ein Buch zu schreiben. Zum Frühstück gibt es Schwarzbrot, Hüttenkäse, mageren Schinken, zwei Spiegeleier, Tomaten, Gurken, einen Kaffee mit etwas Milch und einen Mineral-Vitamin-Drink.

Da heute wieder eine Ergometereinheit auf dem Programm steht, belade ich mittags meinen Teller mit Kohlenhydraten in Form von Vollkornnudeln mit Lachs, Brokkoli, Knoblauch und Olivenöl. Dazu trinke ich das obligatorische Glas Wasser.

Beim Ergometertraining bin ich heute wieder alleine und genieße es, einfach nur Musik zu hören und mich auf die Pulsfrequenz zu konzentrieren, ohne mich weiter um etwas kümmern zu müssen. Das hat fast schon etwas Meditatives. Danach mache ich noch einen kurzen Abstecher in die Sauna. Abends esse ich ein Steak mit Brokkoli.

TAG 48

SPLIT I

» Wenn der Mensch kein Ziel hat, ist ihm jeder Weg zu weit. «

Motto

Letzter Trainingstag der Woche und dann noch mein Lieblingssplit Nummer 1 – Herz, was willst du mehr? Einen Shake und einen Riegel! Zum Frühstück dann Vollkornbaguette mit Hüttenkäse, Putenschinken, Tomaten, Gurken und zwei Spiegeleier, außerdem einen Kaffee mit etwas Milch und einen Mineral-Vitamin-Drink.

Mittags esse ich gegrillte Truthahnbrust, Reis mit Erbsen und trinke ein Glas Wasser. Split 1 und die Aussicht auf den morgigen Cheat-Day lassen das Training wie im Flug vergehen. In der Sauna danach überlege ich mir schon, was ich morgen alles essen werde.

Zum Abendessen gibt es wieder einmal das klassische Thunfisch-Hüttenkäse-Tabasco-Gericht.

TAG 49

PAUSE

» Stell dir etwas oft genug vor, dann wird es passieren. «

Motto

Cheat-Day: Was gibt es Schöneres nach einer harten Trainingswoche? Wie bereits erwähnt, ist dieser Ruhetag unglaublich wichtig, um auch mental ein bisschen vom Training und vom Ernährungsplan Abstand zu gewinnen.

Ich gehe heute zur Abwechslung gleich zum Frühstück in ein Fast-Food-Lokal. Tagsüber gibt es lecker Currywurst und Bier – ein Klassiker, der mir tags zuvor in der Sauna eingefallen ist und den ich gleich genüsslich in den Cheat-Day einbaue.

Ein sehr entspannter Cheat-Day endet wieder einmal mit einer Pizza und der Gewissheit, dass ich wieder genug Motivation für die kommende Trainingswoche gesammelt habe.

Resümee Woche 7

Langsam geht es in die Endphase. Nach knapp fünfzig Tagen Training fühle ich mich so gut wie noch nie zuvor. Sowohl konditionell als auch optisch habe ich deutliche Fortschritte gemacht. Durch das regelmäßige Dehnen nach dem Training bin ich auch viel beweglicher geworden. Der Sixpack ist jetzt schon deutlich zu sehen, und auch die Muskulatur von Oberarmen, Schultern und Brust ist viel deutlicher definiert als zu Beginn des Trainings.

TAG 50

SPLIT 2

» Misserfolge sind wie Messer. Sie dienen uns oder verletzen uns, je nachdem ob wir sie an der Klinge oder am Griff anfassen. «

James Russell Lowell, amerikanischer Schriftsteller

Los geht's in eine neue Trainingswoche. Während ich einen Shake trinke und einen Riegel esse, bin ich stolz, dass ich es schon so weit geschafft habe, und weiß, dass ich auch die letzten zweieinhalb Wochen durchziehen werde. Ich stehe schließlich zu meinem Neujahrsvorsatz.

Zum Frühstück gibt es Schwarzbrot mit Thunfischaufstrich und Paprika, vier Rühreier, Kaffee mit Milch und ein Glas Mineral-Vitamin-Drink.

Zu Mittag esse ich Gemüsereis mit Hühnerfleisch und trinke ein Glas Wasser. Beim Training läuft alles nach Plan, und ich freue mich heute in der Sauna auf einen gemütlichen Abend auf der Couch.

Zum Abendessen gibt es noch Curry-Putenfilet und eine große Schüssel grünen Salat mit Kernöl.

TAG 51

SPLIT 4 – RAD

»Einen Fehler machen und sich nicht bessern:
Das erst heißt fehlen.«

Konfuzius, chinesischer Philosoph, 5. Jahrhundert vor unserer Zeitrechnung

Heute steht wieder Ausdauer auf dem Programm, und ich beginne den Tag wie üblich mit Shake und Riegel. Das Frühstück besteht aus zwei Kornweckerln, einmal mit Hüttenkäse, Putenschinken, Leichtkäse und Gemüse und einmal mit einer zarten Schicht Butter und frischem Bienenhonig. Lecker! Dazu Kaffee mit einem Schuss Milch und ein Mineral-Vitamin-Drink.

Zu Mittag mach ich mir Vollkornnudeln mit Hühnerfleisch, frischen Tomaten, Chilis und Olivenöl. Dazu trinke ich ein Glas Wasser. Beim Training bin ich noch immer fasziniert davon, wie viel mehr man schwitzt, wenn man im Pulsbereich um 130 Schläge fährt. Früher dachte ich immer, 160 Schläge wären ideal, um abzunehmen, doch das war ein Irrglaube. Danach geht es wieder ab in die Sauna.

Zum Abendessen gibt es Lachsfilet und eine Schüssel grünen Salat mit Kernöl.

TAG 52

SPLIT I

> »Ausdauer ist ein wichtiges Element des Erfolgs. Wenn man nur lange und laut genug ans Tor klopft, wird man schließlich jemanden aufwecken.«
>
> *Motto*

Der Tag beginnt mit Shake und Riegel, das Frühstück bringt zwei Kornspitz mit Hüttenkäse, geräucherter Forelle und Paprika, zwei Spiegeleier, eine Tasse Kaffee mit einem Schuss Milch und einen Mineral-Vitamin-Drink.

Mittags esse ich gegrilltes Hühnerfleisch mit Wok-Gemüse und trinke ein Glas Wasser. Zwei Stunden später fahre ich zum Training. Heute ist wieder Split 1 an der Reihe, der problemlos über die Bühne geht. Die Sauna danach ist natürlich auch noch dran.

Am Abend esse ich Tomaten-Mozzarella-Salat mit frischem Basilikum, Olivenöl, Balsamico und einer Dose Thunfisch. Wie immer trinke ich ein Glas Wasser dazu.

TAG 53

SPLIT 3

» Was hast du heute getan, um deinem Ziel einen Schritt näher zu kommen? «

Motto

Wie jeden Tag trinke ich in der Früh einen Shake und esse einen Riegel. Zum Frühstück gibt es Schwarzbrot mit Hüttenkäse und Leichtkäse, vier Rühreier und ein Stück geräucherte Forelle, Kaffee mit einem Schuss Milch und ein Glas Orangensaft.

Das Mittagessen besteht aus gegrillter Putenbrust mit Gemüsereis, grünem Salat mit Kernöl und einem Glas Wasser. Zwei Stunden später geht es zum Training. Heute ist Split 3 an der Reihe. Beim Beinbeuger liegend sind gerade um 20 Kilo mehr aufgelegt als sonst. Ich bin neugierig ob ich das schaffe und probiere es. Nach der dritten Wiederholung merke ich einen leichten Stich im vorderen Oberschenkel und höre auf. Ich hoffe bloß, dass ich mir nichts gezerrt habe. Beim weiteren Training spüre ich einen leichten Schmerz im Oberschenkel und beschließe es für heute gut sein zu lassen.

Am Abend esse ich noch ein Steak mit Gemüse und trinke ein Glas Wasser.

TAG 54

SPLIT 4 - RAD

» Die größte Genugtuung im Leben ist es Dinge zu tun, von denen andere Menschen behaupten, du könntest sie nicht machen. «
Motto

Als ich mir am nächsten Morgen meinen Shake und meinen Riegel hole, spüre ich noch immer einen leichten Schmerz im Oberschenkel.

Zum Frühstück esse ich drei Vollkornweckerln mit Eiaufstrich und Tomaten, ein Müsli mit Äpfeln und Joghurt und trinke ein Glas Mineral-Vitamin-Drink.

Mittags ist der Schmerz etwas besser geworden und ich esse Vollkornnudeln mit Lachs, Brokkoli, Knoblauch und Olivenöl. Vier Stunden später gehe ich zum Training und fahre die ersten zehn Minuten mit geringerer Intensität als sonst. Nachdem klar ist, dass der Oberschenkel hält, gehe ich auf volle Intensität. War anscheinend nicht so schlimm.

Zum Abendessen gibt es eine Dose Thunfisch mit einem Becher Hüttenkäse, Tomaten und Tabasco vermischt.

TAG 55

SPLIT 2

> »Wenn du nur gesunde Lebensmittel in deinem Kühlschrank findest, dann wirst du gesunde Lebensmittel essen.«
>
> *Motto*

Heute ist wieder der letzte Trainingstag der Woche, den ich mit der üblichen Kombination von Riegel und Shake beginne. Zum Frühstück gibt es zwei Stück Schwarzbrot, dazu Ham and Eggs mit drei Eiern und fettarmem Schinken, eine Tasse Kaffee mit einem Schuss Milch und einen Mineral-Vitamin-Drink.

Mittags esse ich gegrillten Reis mit Eiern und Hühnchen und trinke dazu ein Glas Wasser. Die Aussicht auf den trainingsfreien Tag lässt das Split-2-Training heute wieder rasch vergehen, und in der Sauna danach freue ich mich schon auf das Brunchen am folgenden Morgen.

Am Abend esse ich noch Tomaten-Mozzarella-Salat mit frischem Basilikum, Olivenöl, Balsamico und gegrillten Hühner- und Putenbruststreifen.

TAG 56

PAUSE

> »Mit dem Leben ist es eine komische Sache;
> wenn man nur das Beste für sich zu akzeptieren bereit ist, bekommt man es sehr oft tatsächlich.«
>
> *Motto*

Heute ist Ruhetag, und dann geht es auf in den Sixpack-Endspurt. Nach einem leckeren Brunch steht wieder ein relaxter Tag auf dem Programm.

Am Nachmittag wird beim Italiener lecker geschlemmt: Antipasti, Nudeln, Fisch, Meeresfrüchte, Tiramisu – einfach herrlich.

Als Abschluss des heutigen Cheat-Day gibt es am Abend ausnahmsweise keine Pizza, sondern ein Schnitzel mit Pommes frites.

Resümee Woche 8

Rund eine Woche vor Ende des 66-Tage-Zirkels geht es mir großartig. Ich fühle mich gut, und auch mein Körper sieht gut aus. Sowohl der Oberkörper als auch die Arm- und die Brustmuskulatur sind schon gut definiert.

Der Sixpack ist bereits deutlich zu sehen, auch ohne dass man ihn vorher mit Sit-ups aufpumpen muss. Tut man das doch, sieht er natürlich noch besser aus. In den letzten eineinhalb Wochen erfolgt jetzt noch der Feinschliff.

Das Experiment mit der Beinpresse hätte fast mit einer Verletzung geendet – wer mehr Gewicht auflegen will, muss das langsam machen und darauf achten, die Übung besonders konzentriert auszuführen und die gesamte Muskulatur ordentlich anzuspannen. Solltest du einen Stich spüren oder sonstige Schmerzen haben, hör sofort auf! Ein Muskelkater am nächsten Tag ist allerdings ganz normal, da braucht man sich nicht zu sorgen.

TAG 57

SPLIT I

» Ein Held ist eine Person, die tut, was sie kann. «
Motto

Die letzte volle Woche des „66-Tage-Trainingsprogramms" starte ich wie auch die Wochen und Tage zuvor mit Shake und Riegel. Zum Frühstück um 10 Uhr gibt es ein Kornweckerl mit Thunfischaufstrich, Gurken, vier Rühreier, Kaffee mit einem Schuss Milch und einen Mineral-Vitamin-Drink.

Zu Mittag esse ich ein Truthahnfilet mit Brokkoli und trinke ein Glas Wasser, bevor ich mich etwa zwei Stunden später zum Training aufmache. Beim Split 1 denke ich darüber nach, wie schnell die letzten Wochen doch vergangen sind und dass ich mich körperlich so fit wie noch nie fühle. Nach dem Training lege ich mich noch ein wenig in die Sauna.

Zum Abendessen mache ich mir ein leckeres Steak und grünen Salat, dazu gibt's den üblichen Mineral-Vitamin-Drink.

TAG 58

SPLIT 4 – RAD

» Hör auf darauf zu warten, dass etwas passiert.
Geh raus und lass es geschehen! «
Motto

Heute steht wieder eine Ausdauereinheit auf dem Programm – gerade jetzt in der Definitionsphase des Sixpack sind die Ausdauereinheiten sehr wichtig, um noch vorhandenes überflüssiges Körperfett wegzubekommen.

Zum Frühstück esse ich Räucherlachs auf Schwarzbrot mit Hüttenkäse, vier Rühreier, Kaffee mit einem Schuss Milch und einen Mineral-Vitamin-Drink.

Zu Mittag gibt es Vollkornnudeln mit gegrilltem Putenfleisch und Basilikumpesto und ein Glas Wasser. Die Ergometereinheit verläuft wie immer recht entspannt: Musik hören, den Pulsbereich kontrollieren und einfach abschalten.

Das Abendessen besteht auch diesmal wieder aus einem schönen großen Steak und Salat.

TAG 59

SPLIT 2

» Deine Transformation ist kein zufälliges Produkt sondern das Ergebnis deiner Aktivität! «

Motto

Ich esse einen Riegel und trinke einen Shake. Zum Frühstück gibt es drei Stück Schwarzbrot mit Hüttenkäse, Putenschinken, Mozzarella, Tomaten und Gurken, eine Tasse Kaffee mit einem Schuss Milch und einen Mineral-Vitamin-Drink.

Das Mittagessen besteht aus gegrillter Truthahnbrust, Reis mit Erbsen und einem Glas Wasser. Zwei Stunden später mache ich mich auf zum Split-2-Training. Nach dem Sport begebe ich mich noch kurz in die Sauna.

Am Abend esse ich Tomaten-Mozzarella-Salat und gegrillte Hühnerbruststreifen und trinke dazu ein Glas Wasser.

TAG 60

SPLIT 3

»Wenn der Wind der Veränderung weht, bauen die einen Mauern und die anderen Windmühlen.«

Chinesisches Sprichwort

Im Trainingskalender steht erstmals die 6: Tag 60 von 66. Ich esse einen Riegel und trinke einen Shake. Zum Frühstück gibt es zwei Kornweckerln mit Hüttenkäse, Schinken, Leichtkäse und Gemüse, dazu Kaffee mit einem Schuss Milch und einen Mineral-Vitamin-Drink.

Mittags esse ich gegrillten Lachs mit Brokkoli und Hüttenkäse und trinke ein Glas Wasser. Danach geht es auf ins Fitnessstudio. Heute verlaufen die Übungen ohne Experimente und alles läuft gut. Nach dem Sport kommt noch ein kurzer Saunagang an die Reihe.

Abends genieße ich ein Curry-Putenfilet mit einer großen Schüssel grünen Salat mit Kernöl und ein Glas Wasser und bin stolz, das Programm bereits seit sechzig Tagen durchzuziehen.

TAG 61

SPLIT 4 – RAD

» Wege entstehen dadurch, dass man sie geht. «
Franz Kafka, Schriftsteller

Tag 61 beginnt – wie könnte es anders sein – mit einem Riegel und einem Shake. Zum Frühstück um 10 Uhr esse ich ein Kornweckerl mit Thunfischaufstrich und Gurken, vier Rühreier, trinke Kaffee mit einem Schuss Milch und einen Mineral-Vitamin-Drink.

Zu Mittag gibt es bunte Bandnudeln mit Hühnerfleisch und Tomatensauce. Als ich mir den Trainingsplan ansehe, merke ich, dass heute die letzte Ausdauereinheit des 66-Tage-Programms auf dem Plan steht. Ich genieße die Einheit besonders, weiß aber auch, dass ich nach den 66 Tagen sicher nicht mit dem Training aufhören werde. Mal sehen, wie es danach weitergeht, aber der Sport wird sicher ein fixer Bestandteil bleiben.

Am Abend esse ich noch Steak mit buntem Gemüse und ein Glas Wasser.

TAG 62

SPLIT I

> »Die Veränderung hat keine Anhänger.
> Die Menschen hängen am Status quo.
> Man muss auf massiven Widerstand vorbereitet sein.«
> *Jack Welch, amerikanischer Geschäftsmann und Autor*

Der heutige Tag bringt die letzte Einheit für diese Woche, und ich starte mit Shake und Riegel. Zum Frühstück um 10 Uhr trinke ich Kaffee mit einem kleinen Schuss Milch und einen Mineral-Vitamin-Drink und esse dazu ein Schwarzbrot mit Hüttenkäse, Tomaten, Gurken und magerem Schinken und zwei Spiegeleier.

Da ich heute keine Zeit habe, fällt das Mittagessen aus. Stattdessen gibt es noch einen Energieriegel, bevor ich mich ins Studio aufmache. Split 1 vergeht wie immer wie im Flug, und als ich in der Sauna sitze, sehe ich dem Schweiß zu, wie er über meinen Sixpack läuft. Ich bin stolz, es so weit geschafft zu haben.

Abends steht ein Curry-Putenfilet mit einer großen Schüssel Salat mit Kernöl auf meiner Speisekarte.

TAG 63

PAUSE

> »Es kommt nicht darauf an, mit dem Kopf gegen die Wand zu rennen, sondern mit den Augen die Tür zu finden.«
>
> *Werner von Siemens, deutscher Erfinder und Industrieller*

Heute ist wieder Ruhe- und Cheat-Day, bevor es in die letzte (halbe) Woche geht. Ich schlafe mich ordentlich aus und treffe mich danach mit Freunden zum Brunchen. Mittags sind wir in einem Tapas-Lokal und schlagen uns ordentlich die Bäuche voll. Am Abend verputze ich wieder eine Pizza. Bevor ich einschlafe, freue ich mich noch, dass ich morgen wieder trainieren kann.

resümee woche 9

Es ist unglaublich, aber schon bald ist das Projekt vorbei. Nur noch dreimal trainieren und ich habe die 66 Tage erfolgreich absolviert. Das Ergebnis kann sich, wie ich denke, sehen lassen. Die neunte Woche verlief ohne große Vorkommnisse und ich hatte eigentlich nie Probleme, mich zum Training zu motivieren. Ganz im Gegenteil, an manchen Tagen konnte ich es fast gar nicht mehr erwarten, endlich ins Studio zu kommen. Eine Erfahrung, die du auch machen wirst: Je länger du bereits trainierst, um so leichter wird es dir fallen, da sich erstens der Körper an die Bewegung und die Glücksgefühle nach dem Training gewöhnt und zweitens das Training nach spätestens zwei bis drei Wochen ein fixer Bestandteil deines Lebens geworden ist, ohne den dir etwas fehlen würde.

TAG 64

SPLIT I

» Ein gerader Weg führt immer nur ans Ziel. «
André Gide, Schriftsteller

Die letzten drei Tage beginnen mit Split 1 beziehungsweise genau genommen natürlich mit einem Riegel und einem Shake. Zum Frühstück um 10 Uhr gibt es Schwarzbrot, Hüttenkäse, Schinken, zwei Spiegeleier, Tomaten, Paprika, einen Kaffee mit einem Schuss Milch und einen Mineral-Vitamin-Drink.

Zu Mittag esse ich gegrillten Reis mit Eiern und Hühnchen und trinke dazu ein Glas Wasser. Danach geht es zum letzten Split-1-Training des 66-Tage-Programms. Ich denke das ganze Training darüber nach, wie schnell die Zeit vergangen ist und dass man es locker schaffen kann, wenn man es wirklich will. Nach dem Training geht es noch ab in die Sauna.

Am Abend gibt es wieder einmal Steak mit Brokkoli und dazu ein Glas Wasser.

TAG 65

SPLIT 2

» Zuerst ignorieren sie dich, dann lachen sie über dich, dann bekämpfen sie dich, und dann gewinnst du. «

Mahatma Gandhi, indischer Volksführer

Tag 65 ist angebrochen und ich trinke einen Shake und esse einen Riegel zum Wachwerden. Zum Frühstück gibt es Schwarzbrot mit Hüttenkäse, vier Rühreier und Räucherlachs mit ein paar Spritzern Zitronensaft, Kaffee mit einem Schuss Milch und ein Glas Orangensaft.

Zu Mittag esse ich gegrillten Reis mit Eiern und Hühnchen, dazu trinke ich wie immer ein Glas Wasser. Das Split-2-Training verläuft gut, und obwohl ich weiß, dass ich nach den 66 Tagen auf keinen Fall mit dem Sport aufhören werde, beschließe ich, mir auf jeden Fall ein paar trainingsfreie Tage zu gönnen. Danach geht es noch kurz in die Sauna.

Am Abend esse ich ein Curry-Putenfilet und Salat mit Kernöl und trinke ein Glas Wasser.

TAG 66

SPLIT 3

» Wer hohe Türme bauen will,
muss lange am Fundament verweilen. «
Anton Bruckner, österreichischer Komponist

„Tag 66." – Das ist mein erster Gedanke nach dem Aufwachen. Mein zweiter ist das Lied „Number of the Beast" von Iron Maiden. Genau genommen würde dazu allerdings noch eine Sechs fehlen ... Egal. Ich esse einen Riegel und trinke einen Shake. Zum Frühstück mach ich mir ein Schwarzbrot mit Thunfischaufstrich und rotem Paprika, vier Rühreier, einen Kaffee mit Milch und ein Glas Mineral-Vitamin-Drink.

Zu Mittag esse ich gegrillten Reis mit Eiern und Hühnchen, dazu das übliche Glas Wasser. Zwei Stunden später fahre ich zu meinem Abschlusstraining. Ich kann es gar nicht fassen: 66 Tage Training sind fast vorbei. Ich genieße die letzte Einheit und freue mich auch schon darauf, jetzt ein paar Tage zu pausieren und auszuspannen. Nach dem Training gönne ich mir einen ausgiebigen Saunagang.

Zum Abendessen esse ich ein leckeres Steak mit Salat, und zur Feier des Tages gönne ich mir ein gutes Weizenbier. Prost!

CONCLUSIO

Nach 66 Tagen kann ich ein sehr erfolgreiches Resümee ziehen: Das Ziel „Sixpack" ist erreicht, und auch meine körperliche Gesamtverfassung ist so gut wie nie zuvor. Sowohl Bizeps und Trizeps als auch Brust- und Schultermuskulatur sind deutlich gewachsen. Durch das Ausdauertraining ist mein kleiner „Wohlstandsbauch" verschwunden und hat einem stattlichen Sixpack Platz gemacht.

Ich hatte die ganze Zeit über so gut wie keine Probleme die Motivation für das Training aufrechtzuerhalten. Das hat mehrere Gründe. Die Ernährungsumstellung war zum Beispiel wider Erwarten gar kein Problem, da es genug leckere Dinge gibt, die man auch während der Trainingswoche essen darf und zwischen denen man variieren kann.

Die größte Umstellung beim Essen war es, nach 17 Uhr auf Kohlenhydrate zu verzichten, wodurch klassische Beilagen wie Kartoffeln, Reis, Nudeln oder Brot wegfallen. Aber mit feinen Salaten, Dips aus Hüttenkäse oder leckeren Gemüsevariationen lässt sich das problemlos aushalten. Durch den Cheat-Day, an dem man nach Lust und Laune essen darf, was und wie viel man will, muss man zumindest einmal in der Woche auf nichts verzichten. Das ist extrem wichtig für den Kopf.

Man entwickelt relativ rasch ein leichtes „Suchtverhalten" wenn man regelmäßig trainieren geht. Bereits nach zwei Wochen hatte ich das Gefühl, dass mir ohne das Training etwas fehlen würde.

Ich denke, das liegt auch am Glückshormonausstoß nach dem Training. Man fühlt sich einfach spitze und will dieses Gefühl so bald wie möglich wieder haben.

Zum Aufrechterhalten der Motivation ist es auch wichtig, dass man auf seinen Körper hört. Bei kleinen Verletzungen wie Zerrungen oder leichten Muskelfasereinrissen ist es notwendig eine Pause einzulegen und die Verletzung ausheilen zu lassen. Ansonsten kann es passieren, dass man sich noch viel schlimmer verletzt, noch länger ausfällt und schlussendlich das ganze Training hinschmeißt.

Daraus darf natürlich keine Ausrede werden, die dann ständig benutzt wird: „Heute fühle ich mich nicht so gut – besser ich lasse das Training aus." Versuch zu erkennen, wann dich dein innerer Schweinehund zu etwas verleiten will und wann der Körper wirklich eine Pause braucht.

Mir hat es auf jeden Fall geholfen, das Training nicht mehr als Option nach dem Motto „Wenn ich Zeit habe, gehe ich trainieren" zu sehen, sondern als fixen Bestandteil meines Tagesablaufes. Dadurch habe ich in 66 Tagen nur eine Trainingseinheit ausgelassen – und das war verletzungsbedingt. Der Trick sich kleine Belohnungen zu gönnen, die man nur bekommt, wenn man sein Soll erfüllt, kann ebenfalls Wunder bei Motivationslosigkeit bewirken. Also, worauf wartest du noch?

UND HIER DER BEWEIS

Vorher

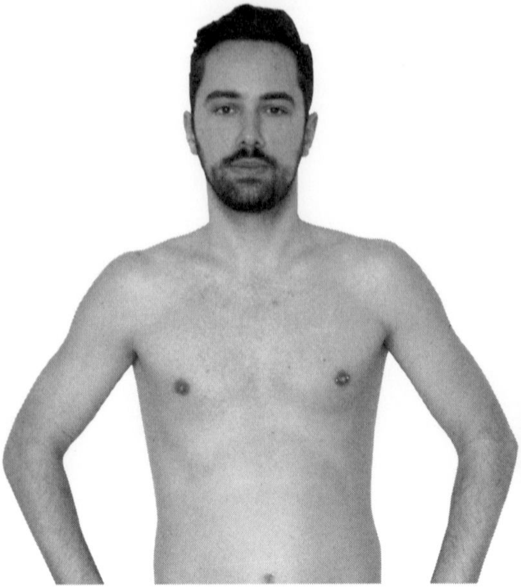

Nachher

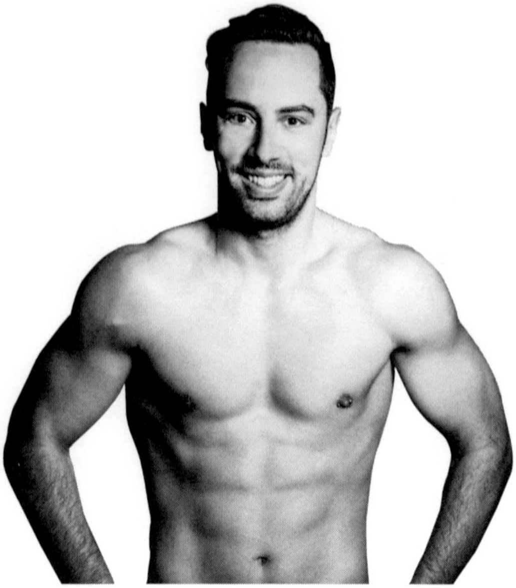

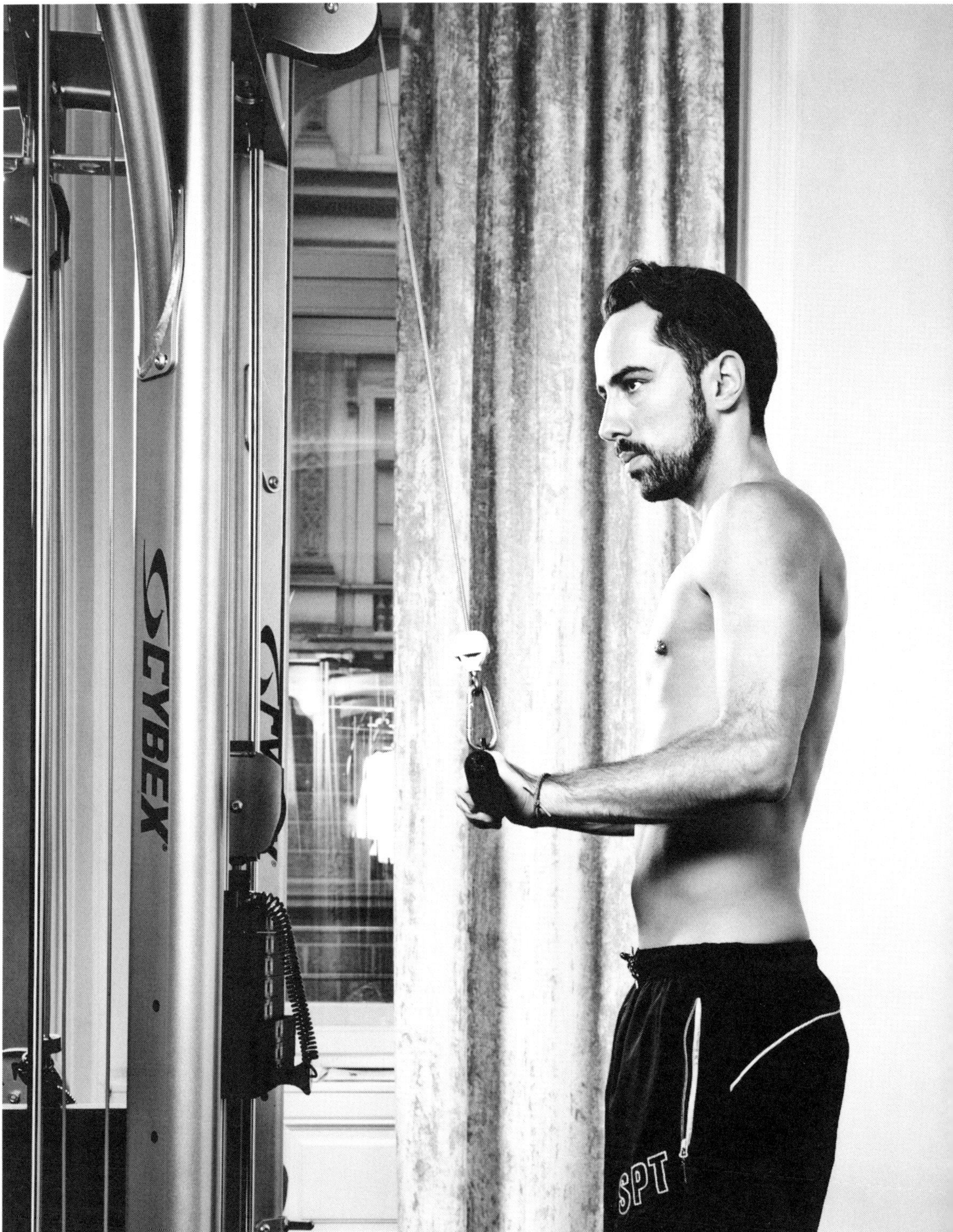
CYBEX
SPT

TRAINING IM STUDIO

In diesem Buch zeige ich zwei Trainingsvarianten auf, wie man in 66 Tagen einen Sixpack bekommt. Ich habe beide Varianten selbst getestet und empfehle, zuerst mit dem Training im Studio zu beginnen. Speziell Anfängern, die vorher noch nie Krafttraining gemacht haben, rate ich, unbedingt in eine Trainerstunde im Fitnessstudio zu investieren. Der Trainer zeigt dir die Geräte, die du für den Trainingsplan benötigst, gibt dir eine Einführung, wie man sie korrekt benutzt, und kann dir helfen von Anfang an richtig zu trainieren. Das beugt Verletzungen vor, ist besser für die Motivation und baut die Hemmschwelle ab, wenn man das erste Mal in einem Fitnessstudio trainiert.

Außerdem empfehle ich eine Leistungsdiagnostik vor Beginn des Trainings. Dabei wird das komplette körperliche Wohlbefinden inklusive Blutwerten durchgecheckt. Durch die Trainingsbelastung und die Ernährungsumstellung kann es zum Beispiel zu erhöhten Leberwerten kommen, die dann beobachtet werden müssen. Weiters wird bei der Leistungsdiagnostik der persönliche Pulsbereich auf dem Ergometer bestimmt, in dem die bestmögliche Fettverbrennung erzielt wird. Ich verbrenne zum Beispiel am meisten Fett im Pulsbereich zwischen 130 und 140 Schlägen pro Minute. Mit dieser Frequenz wäre ich vor der Leistungsdiagnostik maximal zum Aufwärmen gefahren.

Wenn ihr schon ein bisschen Erfahrung mit Krafttraining habt, könnt ihr auch mit den Calisthenics-Übungen beginnen, die man problemlos zu Hause machen kann. Mehr dazu findet ihr im Kapitel „Calisthenics" ab Seite 142. Aber eines vorweg: Zu Hause ist es viel schwieriger die Motivation aufzubringen, um sechsmal die Woche zu trainieren, als dies beim Gang ins Studio der Fall ist. Zumindest ging es mir am Anfang so. Das Ritual seine Sachen zu packen und ins Fitnesscenter zu fahren fällt beim Training weg, und zu Hause lauern viele Versuchungen, das Training doch auf den nächsten Tag zu verschieben. Also Vorsicht!

Wenn du dich erst einmal an den Trainingsrhythmus im Fitnessstudio gewöhnt hast, kannst du auch versuchen einen Split pro Woche durch Calisthenics zu ersetzen und das langsam auszuweiten. Das ist aber schlussendlich eine individuelle Entscheidung, die von den persönlichen Vorlieben abhängt. Aber wie immer gilt: Konsequenz ist der entscheidende Faktor.

Der Trainingsplan ist von Montag bis Samstag auf 4 Splits aufgeteilt, die es den einzelnen Muskeln und Körperregionen ermöglichen, genug Zeit zur Regeneration zu haben. Daher wechseln die Splits auch zwischen erster und zweiter Woche auf unterschiedliche Tage. Nur der Sonntag bleibt immer der Ruhetag, an dem der Körper und die Muskeln, vor allem aber der Kopf, Zeit zum Ausspannen haben. Außerdem ist Sonntag der „Cheat-Day", an dem der Ernährungsplan gebrochen werden kann und du von McDonald's über Pizza und Schokolade alles futtern darfst, worauf du Lust hast. Du musst nicht einmal auf Portionsgrößen achten. So ein „Schummeltag" wirkt Wunder bei der Trainingsmotivation, du wirst sehen.

Auch wenn es bei den meisten recht unbeliebt ist, sollte zum Abschluss jedes Trainings unbedingt gedehnt werden. Ich habe drei Übungen in den Trainingsplan integriert, die man pro Übung zweimal 45 Sekunden lang nach dem Training machen sollte. Das ist gut für die Muskulatur und hat bei mir innerhalb weniger Wochen zu einer viel besseren Körperhaltung und zu einer besseren Beweglichkeit geführt, da durch das Dehnen verkürzte Muskeln wieder elastischer werden.

Die Splits im Detail:

Die ersten drei Splits (Split 4 ist ein reines Kardiotraining) sind jeweils auf drei Übungen pro Muskelgruppe aufgeteilt. Die Splits beginnen immer mit drei Übungen für eine große Muskelgruppe und enden mit drei Übungen für eine kleinere Muskelgruppe.

Die erste Übung dient der Steigerung der Maximalkraft („MK" = hohes Gewicht, bis zu sechs Wiederholungen), bei der zweiten Übung arbeitet der Muskel im hypertonischen Bereich („Hyper" = mittleres Gewicht, 8–12 Wiederholungen), und bei der dritten Übung geht es um den Kraftausdauerbereich („KA" = geringes Gewicht, bis zu 25 Wiederholungen).

Auf den folgenden Seiten seht ihr alle Übungen plus die Anzahl der Wiederholungen sowie die Gewichte im Detail. Die Gewichtsangaben sind auf mich abgestimmt und sollen nur als Richtwert dienen. Am einfachsten ist es, sich in der ersten Trainingseinheit einen Fitnesstrainer zu nehmen, der mit einem gemeinsam die richtigen Gewichte auswählt und die korrekte Benutzung der Geräte aufzeigt.

TRAININGSPLAN

MO	DI	MI	DO	FR	SA	SO	MO	DI	MI	DO	FR	SA	SO
TAG 1	TAG 2	TAG 3	TAG 4	TAG 5	TAG 6	TAG 7	TAG 8	TAG 9	TAG 10	TAG 11	TAG 12	TAG 13	TAG 14
TAG 15	TAG 16	TAG 17	TAG 18	TAG 19	TAG 20	TAG 21	TAG 22	TAG 23	TAG 24	TAG 25	TAG 26	TAG 27	TAG 28
TAG 29	TAG 30	TAG 31	TAG 32	TAG 33	TAG 34	TAG 35	TAG 36	TAG 37	TAG 38	TAG 39	TAG 40	TAG 41	TAG 42
TAG 43	TAG 44	TAG 45	TAG 46	TAG 47	TAG 48	TAG 49	TAG 50	TAG 51	TAG 52	TAG 53	TAG 54	TAG 55	TAG 56
TAG 57	TAG 58	TAG 59	TAG 60	TAG 61	TAG 62	TAG 63	TAG 64	TAG 65	TAG 66				
SPLIT 1	SPLIT 4	SPLIT 2	SPLIT 3	SPLIT 4	SPLIT 1	RUHE	SPLIT 2	SPLIT 4	SPLIT 1	SPLIT 3	SPLIT 4	SPLIT 2	RUHE

Split 4 = Rad/Ergometer:

- 1 Stunde mit Pulsfrequenz 127–137
- letzte Mahlzeit 3–4 Stunden vorher

Dehnen:

- 2 x 30–45 Sek. Oberschenkel, Hüftlendmuskel, Brust/Rumpf

Abkürzungen:

MK = Maximalkraft (hohes Gewicht, bis zu 6 Wiederholungen)

Hyper = hypertonischer Bereich (mittleres Gewicht, 8–12 Wiederholungen)

KA = Kraftausdauer-Bereich (geringes Gewicht, bis zu 25 Wiederholungen)

AW = Aufwärmen

	SÄTZE	WIEDER-HOLUNGEN	PAUSE	SPLIT 1	SPLIT 2	SPLIT 3
GROSSE MUSKELGRUPPEN				**BRUST**	**OBERER RÜCKEN**	**BEINE**
	3+1 AW	>=6	3 min	MK Bankdrücken flach	MK Langsitz Rudern	MK Beinbeuger liegend
	3	8–12	2 min	HYPER Bankdrücken Schräg- oder Negativbank	HYPER Lat-Zug zur Brust oder eng reverse	HYPER Beinstrecker (gestreckt 1 Sek. halten)
	2	25	30 sek	KA Butterfly	KA Kurzhantel Bauchlage oder Butterfly reverse	KA 45° Beinpresse (hohe, breite Beinposition, Fersendruck)
KLEINE MUSKELGRUPPEN				**BIZEPS**	**TRIZEPS**	**SCHULTERN / UNTERER RÜCKEN**
	2	>=6	3 min	MK Hammergriff	MK Kabelzug mit Seil (Y)	MK Rudern stehend (SZ-Hantel zum Kinn)
	2	8–12	2 min	HYPER Griff reverse (Lang oder SZ)	HYPER Dips Barren	HYPER Schulter-drücken Kurzhantel
	2	25	30 sek	KA Außenrotation	KA Kurzhantel Bauchlage oder Butterfly reverse	KA Kabelziehen (Kabelzug oder Hantel 90°)
IN DER PAUSE				**BAUCH GERADE**	**SCHULTERN / UNTERER RÜCKEN**	**BAUCH SCHRÄG**
	1	15		Beinheben / Beckenheben / Sit-ups / Crunches		seitliche Crunches
	4-5	15			reverse Sit-ups	
ENDE				Dehnen	Dehnen	Dehnen

SPLIT I

BRUST + BIZEPS

1. Brust: 3 Sätze Bankdrücken – 3 Sätze Beinheben

- **1 Satz Bankdrücken flach ▪ bis zu 6 Wiederholungen ▪ 30 kg**
  1 Satz 30 x Beinheben (s. S. 126)

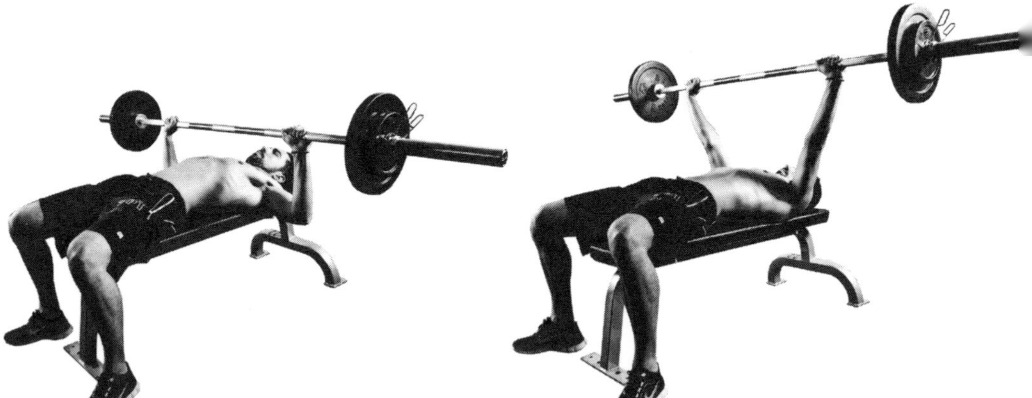

Füße flach auf den Boden, auf Rückenkontakt zur Bank achten (kein Hohlkreuz machen) und die Hantel im schulterbreiten Griff senkrecht nach oben strecken. Absenken bis die Hantel fast den Brustkorb berührt, danach langsam wieder nach oben drücken.
Ebenso auf Seite 121.

2. Brust: 3 Sätze Schrägbank – 3 Sätze Beinheben

- **1 Satz Schrägbank drücken ▪ 8–12 Wiederholungen ▪ 20 kg**
  1 Satz 30 x Beinheben (s. S. 126)

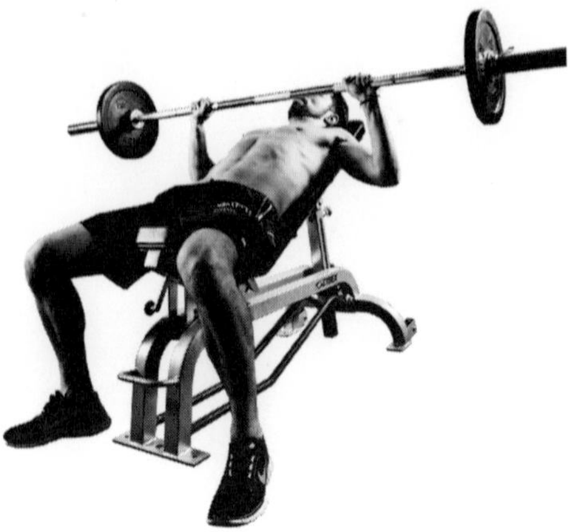

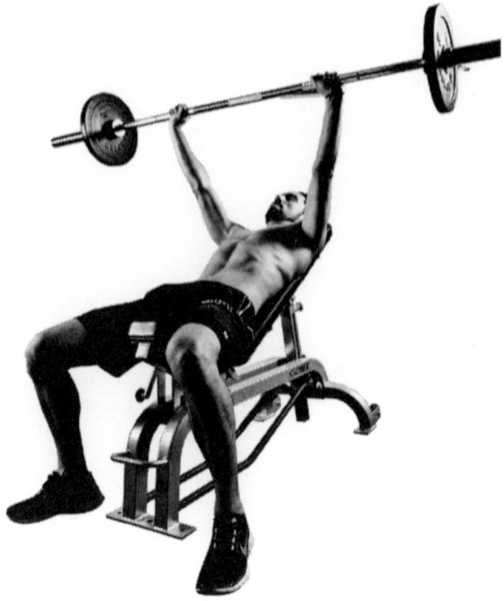

Anleitung siehe Seite 120.

SPLIT I

3. Brust: 2 Sätze Butterfly

■ **1 Satz Butterfly ■ 25 Wiederholungen ■ 15 kg**
30 Sekunden Pause

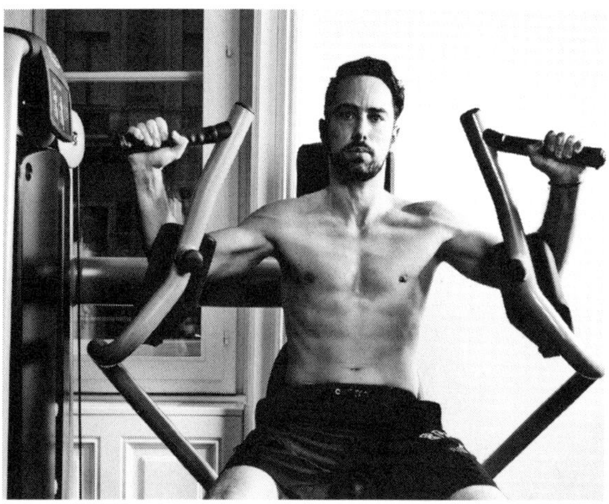

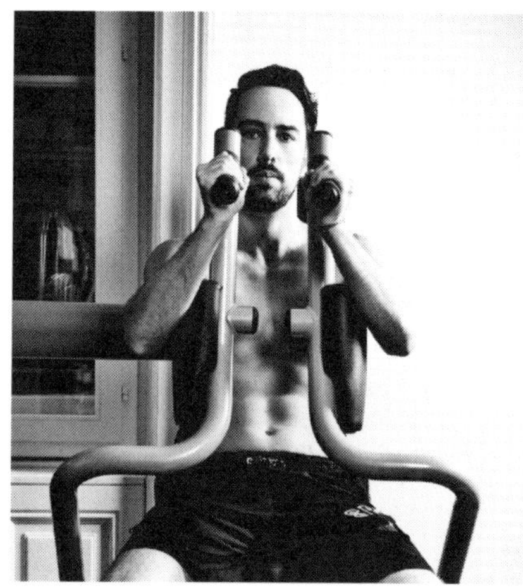

Ober- und Unterschenkel sollen einen rechten Winkel bilden. Die Arme langsam und kontrolliert nach vor und zurück führen. Auf Rückenkontakt zur Lehne achten!

1. Bizeps: 2 Sätze Hammergriff – 2 Sätze Beinheben

- **1 Satz Hammergriff ▪ bis 6 Wiederholungen ▪ 13 kg**
  1 Satz 30 x Beinheben (s. S. 126)

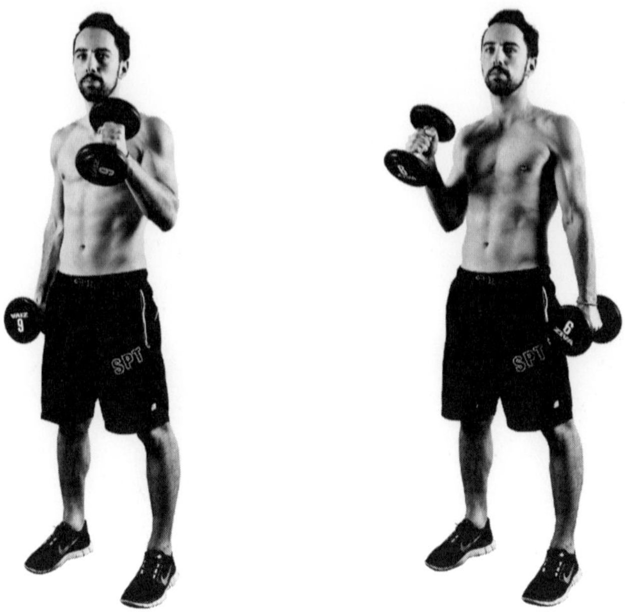

Leicht gebeugte Knie, schulterbreiter Stand, in jeder Hand eine Hantel, die Handflächen zeigen zueinander. Die Ellbogen beugen und die Hantel abwechselnd links und rechts zur Schulter führen. Oberarm dabei so wenig wie möglich bewegen.

SPLIT I

2. Bizeps: 2 Sätze SZ-Hantel
2 Sätze Beinheben

- **1 Satz Reverse-Griff SZ-Hantel ▪ 8–12 Wiederholungen ▪ 13 kg**
  1 Satz 30 x Beinheben (s. S. 126)

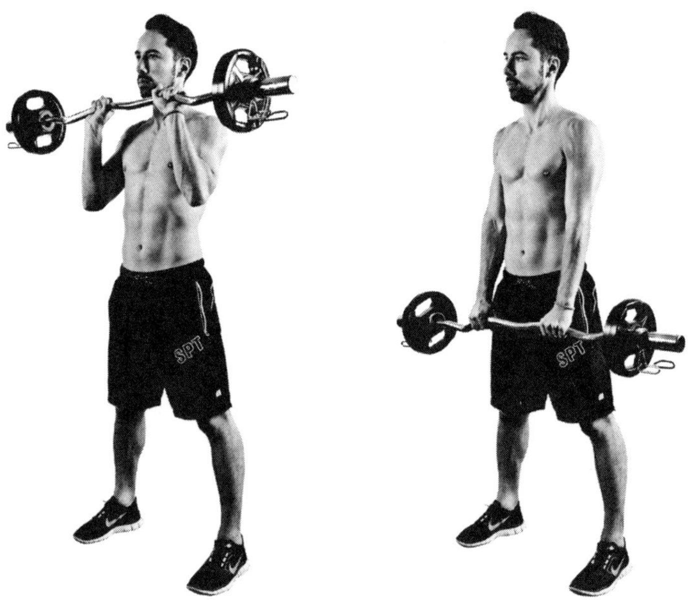

SZ-Hantel schulterbreit im Obergriff vor dem Körper halten. Ellbogen beugen und die Hantel langsam und kontrolliert zum Kinn und wieder nach unten führen, Schultern und Oberarme dabei nicht bewegen.

3. Bizeps: 2 Sätze Kurzhantel Außenrotation

▪ 1 Satz Kurzhantel Außenrotation ▪ 25 Wiederholungen ▪ 6 kg
30 Sekunden Pause

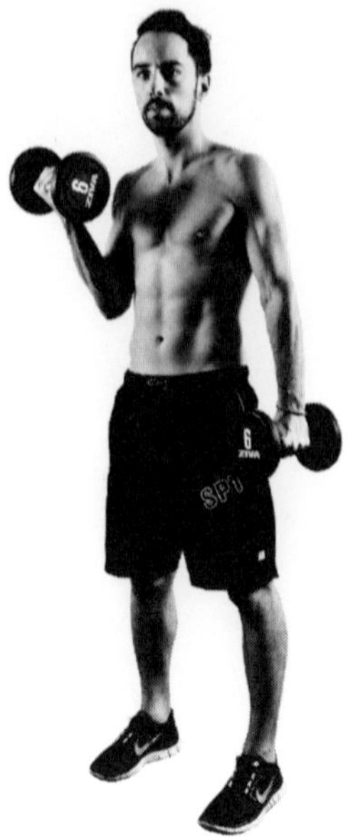

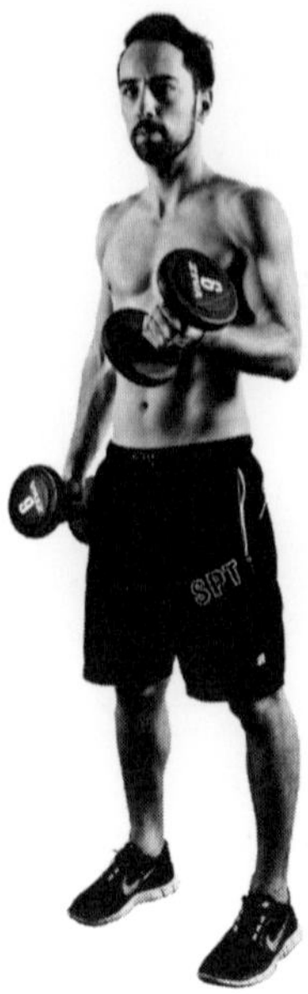

Leicht gebeugte Knie, schulterbreiter Stand, in jeder Hand eine Hantel, die Handflächen zeigen zueinander. Die Ellbogen beugen und die Hantel abwechselnd links und rechts mit einer Außenrotation zur Schulter hin und mit einer Innenrotation von der Schulter weg führen, Oberarm dabei so wenig wie möglich bewegen.

SPLIT I

Pausensatz mit 30 x Beinheben

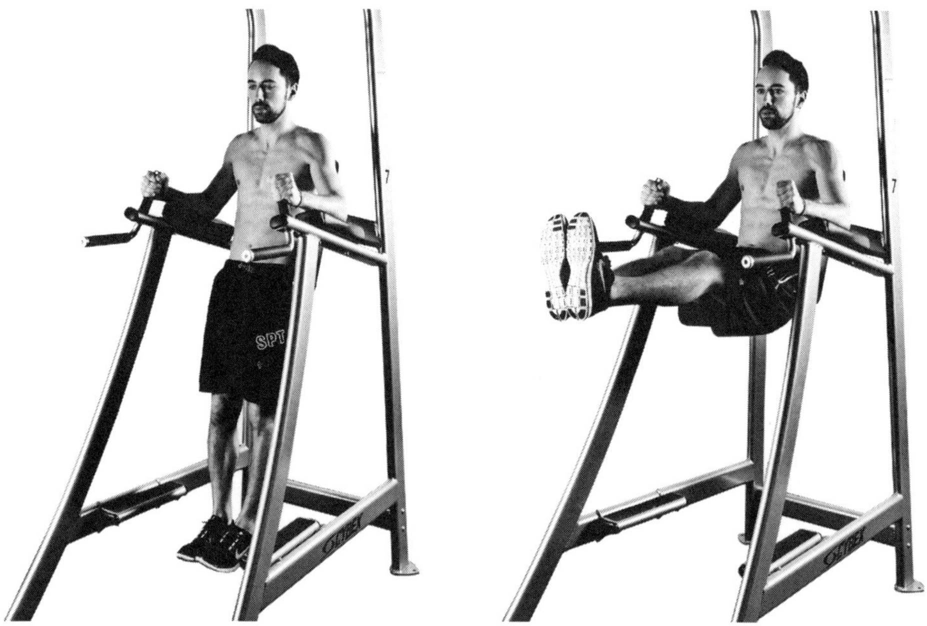

Rumpf und Schultern anspannen, auf Rückenkontakt zur Lehne achten. Die gestreckten Beine langsam heben, bis sie parallel zum Boden sind, dann wieder langsam und kontrolliert senken.

SPLIT 2

RÜCKEN + TRIZEPS

1. Rücken: 3 Sätze Langsitz Rudern
3 Sätze reverse Sit-ups

- **1 Satz Langsitz Rudern ▪ bis zu 6 Wiederholungen ▪ 65 kg**
  1 Satz 30 reverse Sit-ups (s. S. 132)

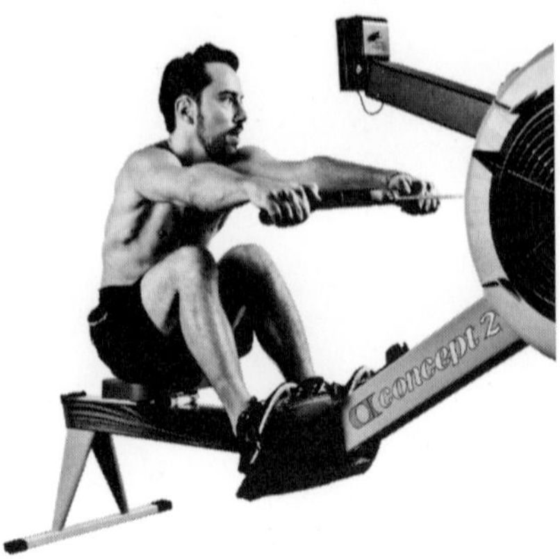

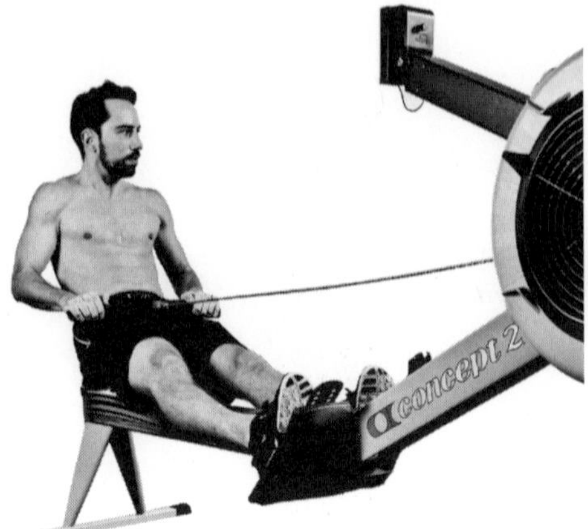

Rücken und Kopf aufrecht halten, Ruderstange im schulterbreiten Griff, Ellbogen eng am Körper. Schulterblätter anspannen und mit einer gleichmäßigen Bewegung Stange zum Bauch ziehen, wieder nach vorne gleiten. Der Sitz ist flexibel und wandert mit dem Körper mit.

SPLIT 2

2. Rücken: 3 Sätze Lat-Zug und reverse Sit-ups

- **1 Satz Lat-Zug ▪ 8–12 Wiederholungen ▪ 35 kg**
  1 Satz 30 reverse Sit-ups (s. S. 132)

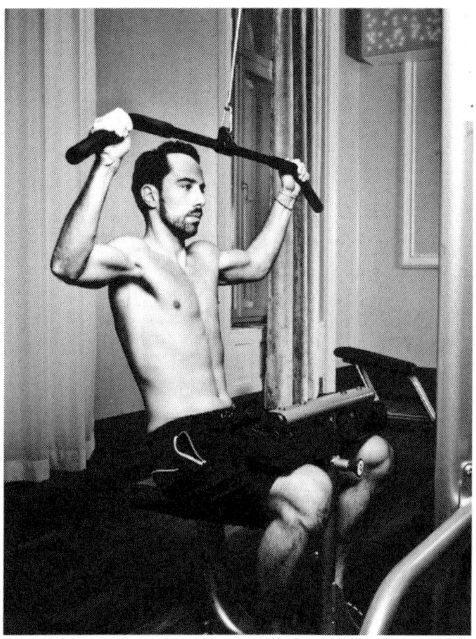

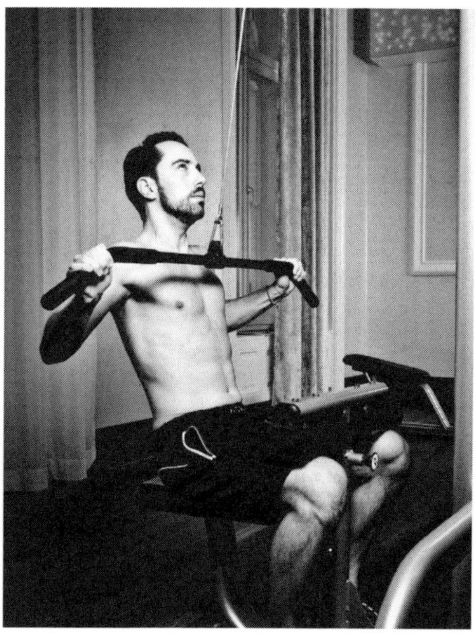

Griff ist schulterbreit plus eine Handfläche. Arme beugen und die Stange zur Brust ziehen, Ellbogen nach hinten drücken und Schulterblätter zusammenziehen.

3. Rücken: 2 Sätze Butterfly reverse

- **1 Satz Butterfly reverse ▪ 25 Wiederholungen ▪ 12,5 kg**
  30 Sekunden Pause

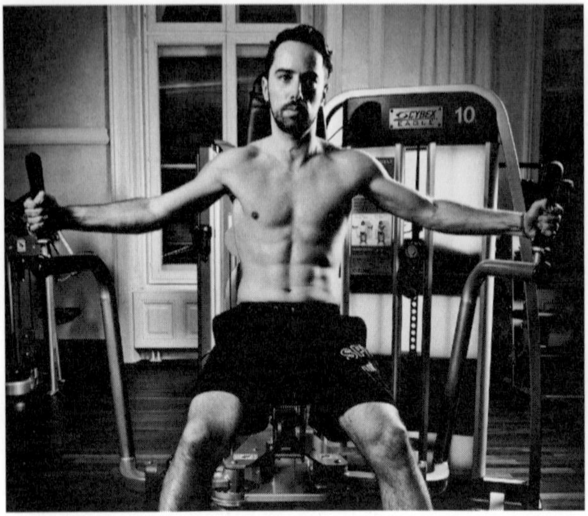

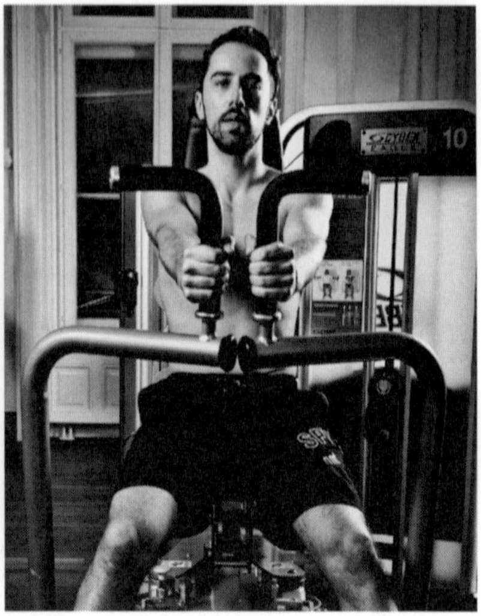

Ober- und Unterschenkel sollen einen rechten Winkel bilden. Rückenmuskulatur anspannen und die Arme gleichmäßig vor und zurück führen. Auf Rückenkontakt zur Lehne achten!

SPLIT 2

1. Trizeps: 2 Sätze Kabelzug Y
2 Sätze reverse Sit-ups

- **1 Satz Kabelzug Y ▪ bis zu 6 Wiederholungen ▪ 45 kg**

  1 Satz 30 reverse Sit-ups (s. S. 132)

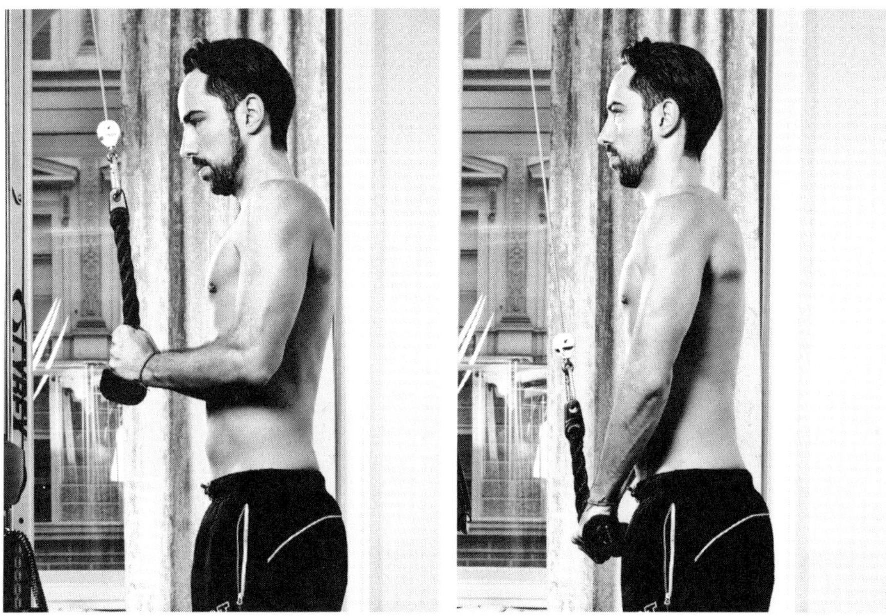

Arme im rechten Winkel. Arme und Schultern anspannen, Seil nach unten und etwas auseinander ziehen, bis die Arme durchgestreckt sind.

2. Trizeps: 2 Sätze Barren
2 Sätze reverse Sit-ups

- **1 Satz Barren ▪ 8–12 Wiederholungen**
  1 Satz von 30 reverse Sit-ups (s. S. 132)

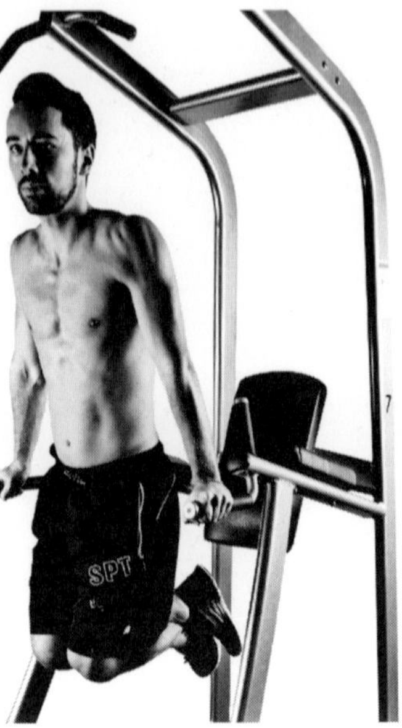

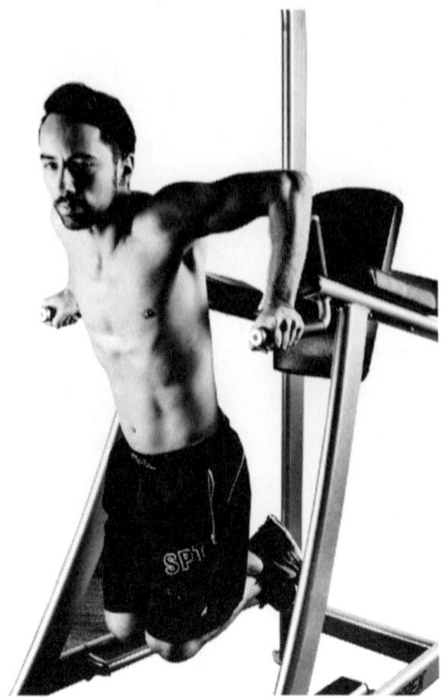

Auf Spannung im Oberkörper und Oberschenkel achten - Füsse im rechten Winkel anziehen - Ellbogen strecken und gleichmäßige Bewegung nach unten dann wieder langsam nach oben - nicht zu pendeln beginnen

SPLIT 2

Pausensatz mit 30 reverse Sit-ups

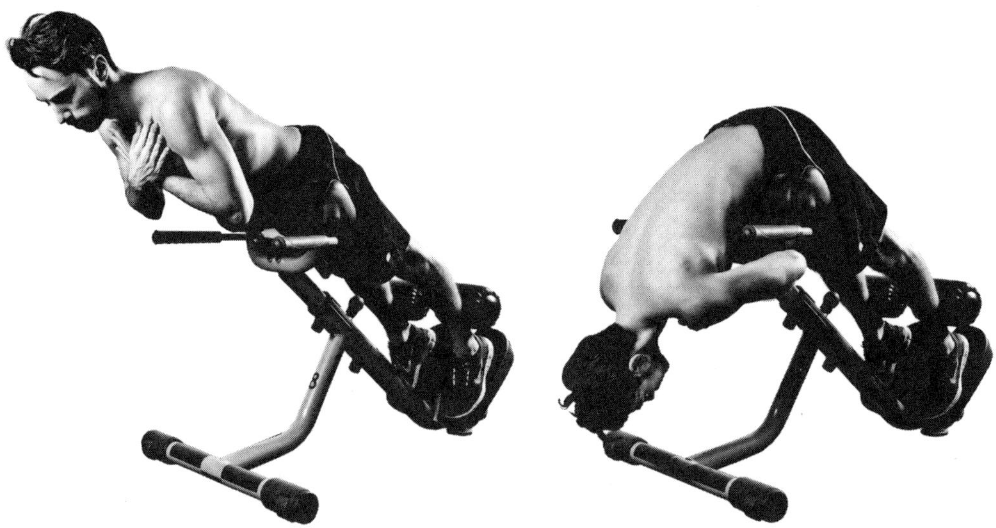

Rückenmuskulatur anspannen, Hände vor der Brust verschränken oder Fingerspitzen an die Schläfe. In einer gleichmäßigen Bewegung den Oberkörper senken und wieder heben, bis der Körper eine gerade Linie ist.

SPLIT 3

BEINE + SCHULTERN

1. Beine: 3 Sätze Beinbeuger liegend
3 Sätze seitliche Crunches

- **1 Satz Beinbeuger liegend ▪ bis zu 6 Wiederholungen ▪ 37,5 kg**
  1 Satz 30 seitliche Crunches (s. S. 139)

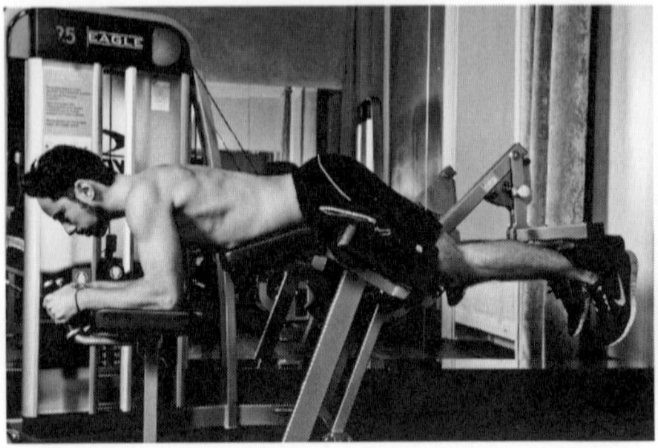

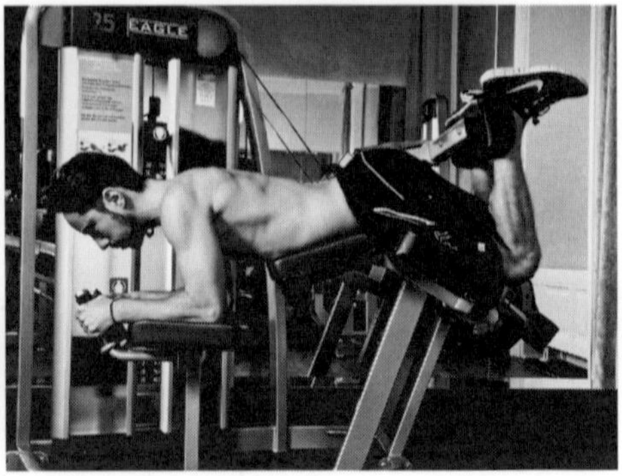

Rückenmuskulatur und Oberschenkelmuskulatur anspannen. In einer langsamen und gleichmäßigen Bewegung Knie beugen und die Beine abwinkeln und wieder zurück.

SPLIT 3

2. Beine: 3 Sätze Beinstrecker
3 Sätze seitliche Crunches

- **1 Satz Beinstrecker ■ 8–12 Wiederholungen ■ 35 kg**

  1 Satz 30 seitliche Crunches (s. S. 139)

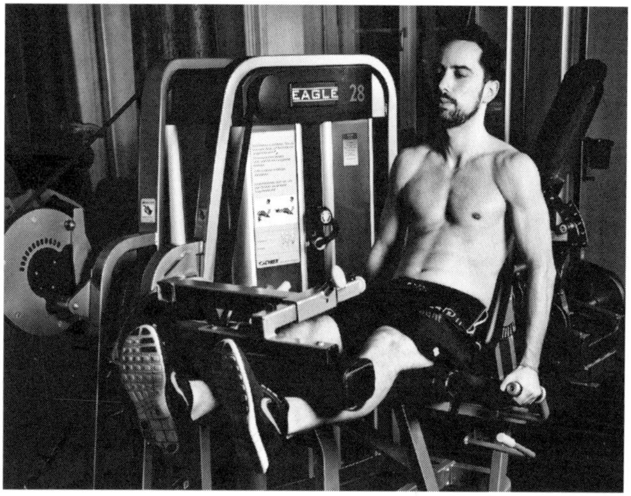

Auf Rückenkontakt zum Gerät achten und mit den Händen an den Griffen am Gerät festhalten. In einer langsamen und gleichmäßigen Bewegung Knie strecken und die Beine parallel zum Boden durchstrecken, 1 Sek. gestreckt halten, kontrolliert senken.

3. Beine: 2 Sätze 45 Grad Beinpresse

■ **1 Satz Beinstrecker ■ 25 Wiederholungen ■ 50 kg**
30 Sekunden Pause

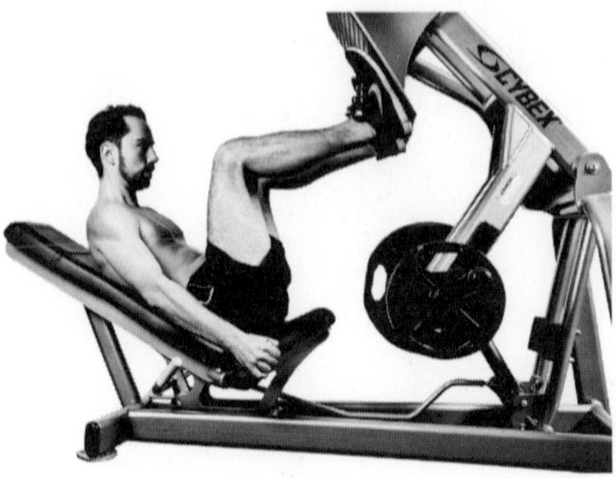

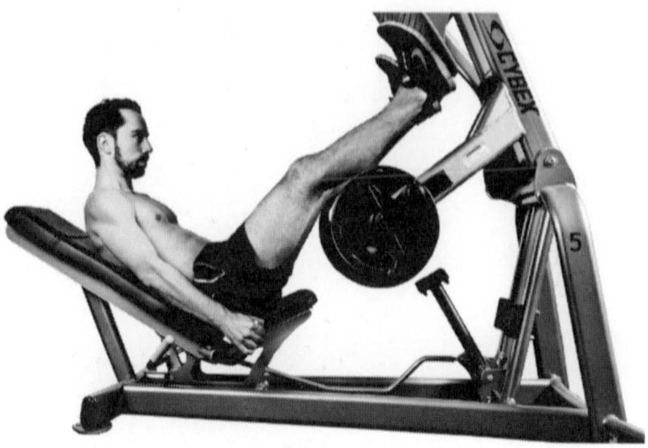

SPLIT 3

1. Schultern: 2 Sätze Rudern stehend, SZ-Hantel
2 Sätze seitliche Crunches

- **1 Satz Rudern stehend, SZ-Hantel ▪ bis zu 6 Wiederholungen ▪ 30 kg**
  1 Satz 30 seitliche Crunches (s. S. 139)

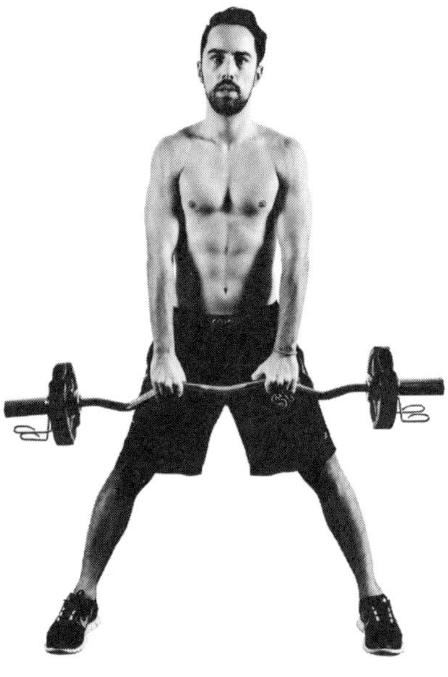

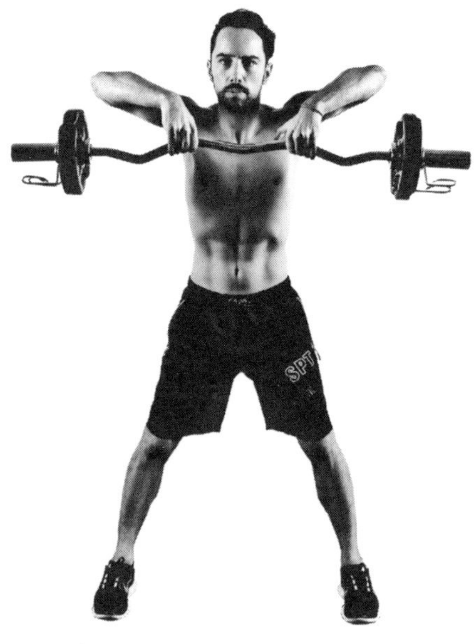

SZ-Hantel schulterbreit im Obergriff vor dem Körper halten, breiter Stand. Die SZ-Hantel gleichmäßig bis zum Kinn heben und wieder senken, Schultern dabei nicht bewegen.

2. Schultern: 2 Sätze Schulterdrücken
2 Sätze seitliche Crunches

- **1 Satz Schulterdrücken ▪ 8–12 Wiederholungen ▪ 32,5 kg**
  1 Satz 30 seitliche Crunches (s. S. 139)

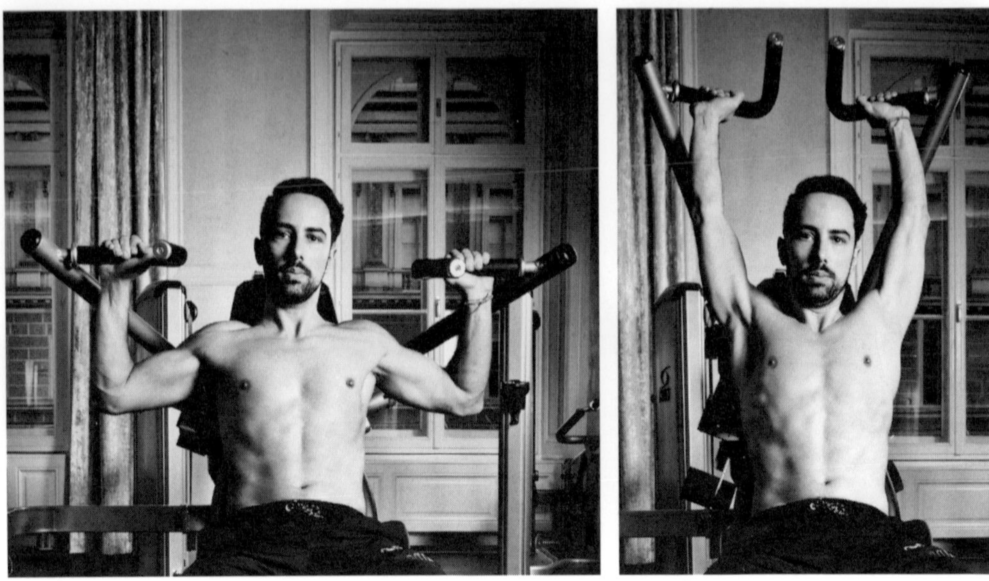

Schultern und Rückenmuskulatur anspannen. Gleichmäßig nach oben drücken und wieder senken. Auf Rückenkontakt zum Gerät achten!

SPLIT 3

3. Schultern: 2 Sätze Kabelziehen

- **1 Satz Kabelziehen ▪ 25 Wiederholungen ▪ 15 kg**
  30 Sekunden Pause

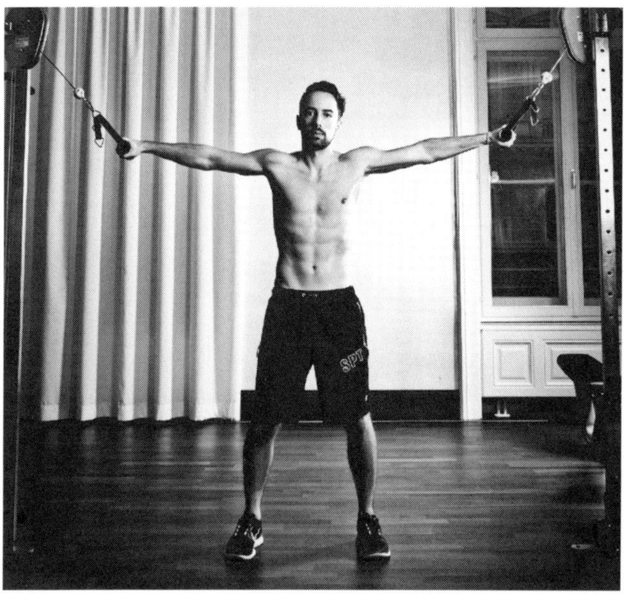

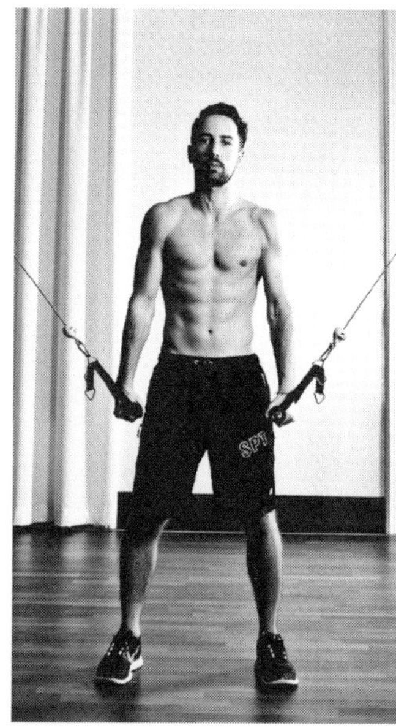

Schulterbreiter Stand, Schulter und Rücken anspannen. Die Arme gleichzeitig und kontrolliert an den Körper führen und wieder heben.

Pausensatz mit 30 seitlichen Crunches

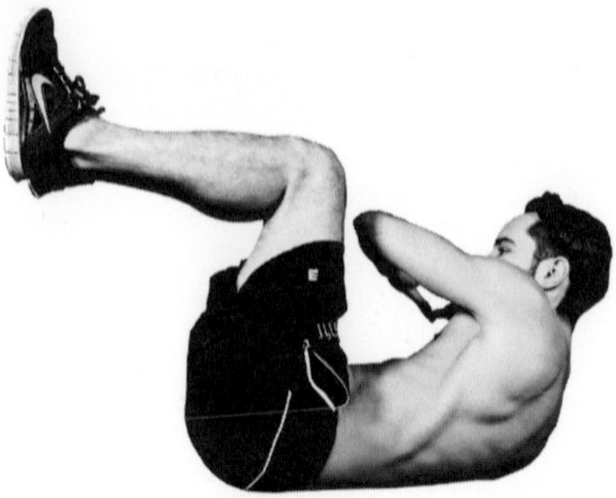

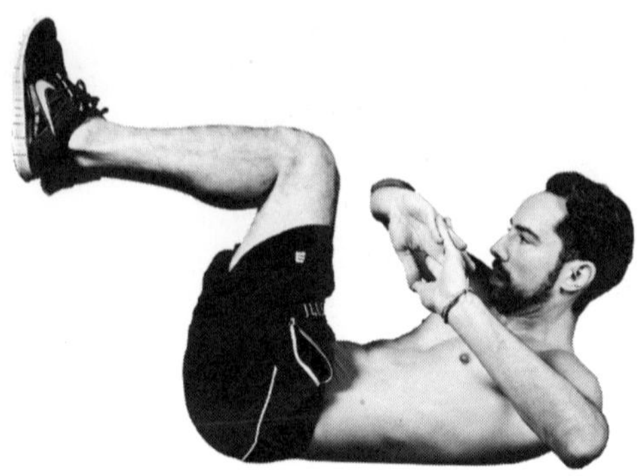

Rücken muss am Boden bleiben (nicht nach oben „reißen"), abwechselnd rechten Ellbogen ans linke Knie und linken Ellbogen ans rechte Knie führen, Beine bleiben im rechten Winkel.

SPLIT 4

AUSDAUER

1 Stunde Ergometer

Puls 127–137 Schläge pro Minute – letzte Mahlzeit 3–4 Stunden vorher

Der beste Pulsbereich, um Fett zu verbrennen, ist bei jedem Menschen unterschiedlich. Es empfiehlt sich daher vor dem Training eine Leistungsdiagnostik zu machen, um den individuell optimalen Pulsbereich zu bestimmen.

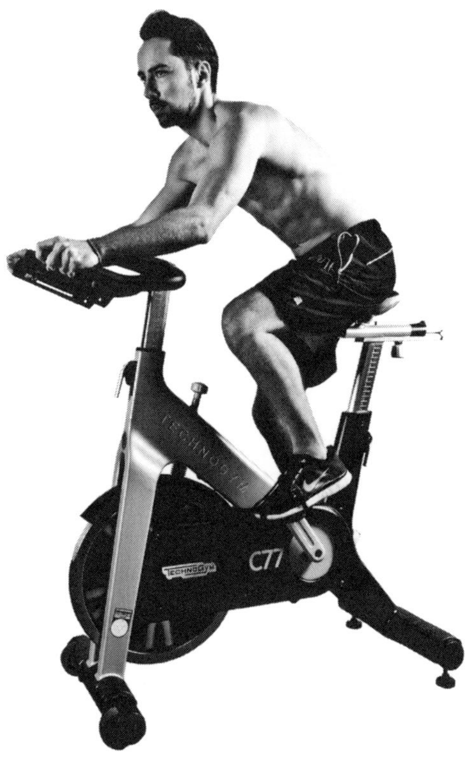

Nach dem Training ... Dehnen

Jede Dehnposition 45 Sekunden halten:

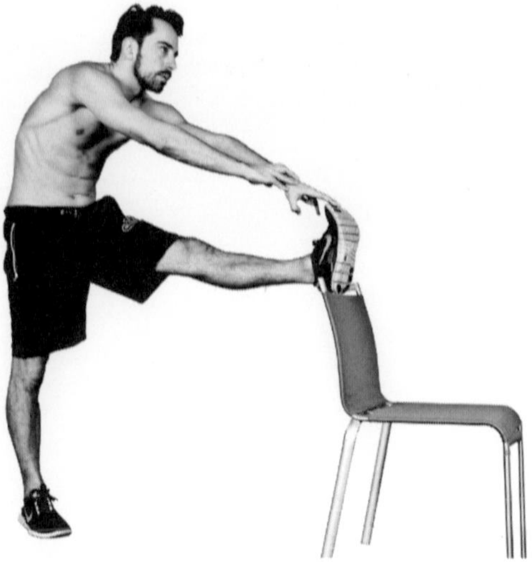

■ Oberschenkel

Rechtes Bein durchstrecken, parallel zum Boden. Mit den Fingerspitzen die Zehen berühren, halten, Bein wechseln.

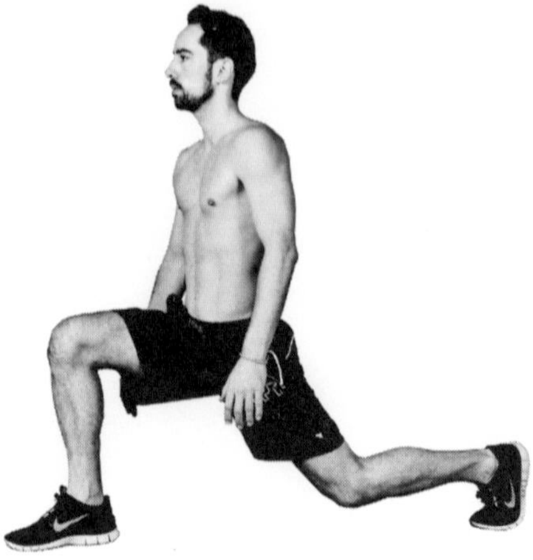

■ Hüftlendmuskel

Ausfallschritt mit rechtem Bein (90-Grad-Winkel), linkes Knie berührt knapp nicht den Boden. Oberkörper und Kopf bleiben gerade. Halten, dann Bein wechseln.

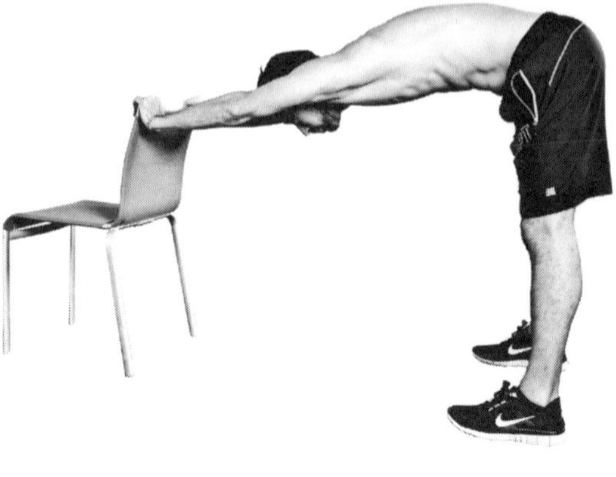

■ Brust / Rumpf

Beine schulterbreit, Arme und Oberkörper parallel zum Boden nach vorne durchstrecken. Die Spannung in den Schultern und im Rücken spüren, aber nicht überdehnen.

Training zu Hause Calisthenics

„Calisthenics" ist eine Trainingsform, die ihren Ursprung in der griechischen Antike hat. Es wird überliefert, dass die Spartaner vor ihrer Schlacht mit den Persern eine Art synchronisierte Bewegung, also Gymnastik, vollzogen haben, um sich auf den Kampf einzustimmen. Wer den Film „300" gesehen hat, dem dürfte die Szene, in der die Frage „Was ist euer Handwerk?" von den Spartiaten mit „Hua, Hua, Hua" beantwortet wird, noch in Erinnerung sein. Sie spiegelt ziemlich treffend die Energie wider, die hinter dem Calisthenics-Training steckt.

In den letzten Jahren wurde Calisthenics vor allem in den USA, aber auch in Russland und Deutschland immer populärer. In den Vereinigten Staaten gibt es viele öffentliche Outdoor-Fitnessanlagen, in denen sich Calisthenics-Freunde zum gemeinsamen Training treffen. Wenn ihr Interesse habt, auch bei so einer Gruppe mitzutrainieren, googelt einfach lokale Calisthenics-Gruppen. Die sollte es mittlerweile in jeder größeren Stadt geben.

Calisthenics hat den Vorteil, dass keinerlei spezielles Trainingsgerät benötigt wird. Dafür spielt der Einsatz des eigenen Körpergewichts eine große Rolle, und dementsprechend sehen auch die Übungen aus: Liegestütze, Klimmzüge und Crunches gehören zur Basis jedes Calisthenics-Trainings. Die Übungen sind so angelegt, dass du damit deine Kraft, deine Beweglichkeit und auch deine Körperkontrolle verbessern kannst. Sie werden zum Beispiel auch beim Training von Soldaten verwendet.

Der Vorteil bei diesen Übungen ist, dass du weder teures Equipment benötigst, noch dafür extra in ein Fitnessstudio fahren musst. Allerdings empfehle ich dir die „Calisthenics"-Übungen erst, wenn du bereits im Fitnessstudio trainiert hast. Dort fällt es zu Beginn leichter, die Motivation aufrechtzuerhalten, und bei Bedarf kannst du dir Hilfe bei einem Fitnesstrainer oder von Trainingspartnern holen. Ansonsten kann es passieren, dass du schnell wieder die Freude am Sport verlierst. Ich spreche da aus Erfahrung.

Der komplette Calisthenics-Wochenplan besteht aus nur zehn einfachen Übungen, die auf sechs Splits (und einen Ruhetag) aufgeteilt sind. Außer ein paar Möbeln, die jeder zu Hause hat und die du als Trainingsgeräte benützen wirst, brauchst du keine weitere Ausrüstung. Auf den nächsten Seiten sind der Trainingsplan und alle Übungen erklärt und bebildert. Die Anzahl der Wiederholungen ist ebenfalls individuell – die meisten werden wohl nicht von Anfang an 100 Liegestütze schaffen. Das Ziel sind so viele Wiederholungen wie möglich, dann pausieren und wieder weitermachen, bis die festgelegte Anzahl erreicht ist. Du wirst während des Trainings recht schnell erkennen, wie viel möglich ist und bei welchen Übungen du die Anzahl der Wiederholungen vielleicht reduzieren musst.

TRAININGSPLAN

MO	DI	MI	DO	FR	SA	SO	MO	DI	MI	DO	FR	SA	SO
TAG 1	TAG 2	TAG 3	TAG 4	TAG 5	TAG 6	TAG 7	TAG 8	TAG 9	TAG 10	TAG 11	TAG 12	TAG 13	TAG 14
TAG 15	TAG 16	TAG 17	TAG 18	TAG 19	TAG 20	TAG 21	TAG 22	TAG 23	TAG 24	TAG 25	TAG 26	TAG 27	TAG 28
TAG 29	TAG 30	TAG 31	TAG 32	TAG 33	TAG 34	TAG 35	TAG 36	TAG 37	TAG 38	TAG 39	TAG 40	TAG 41	TAG 42
TAG 43	TAG 44	TAG 45	TAG 46	TAG 47	TAG 48	TAG 49	TAG 50	TAG 51	TAG 52	TAG 53	TAG 54	TAG 55	TAG 56
TAG 57	TAG 58	TAG 59	TAG 60	TAG 61	TAG 62	TAG 63	TAG 64	TAG 65	TAG 66				
SPLIT 1	**SPLIT 2**	**SPLIT 3**	**SPLIT 4**	**SPLIT 5**	**SPLIT 6**	**RUHE**	**SPLIT 1**	**SPLIT 2**	**SPLIT 3**	**SPLIT 4**	**SPLIT 5**	**SPLIT 6**	**RUHE**

Dehnen:

- 2x 30–45 Sek. Oberschenkel, Hüftlendmuskel, Brust/Rumpf

SPLIT 1 **BRUST**	■ 100 Liegestütze ■ 5x 20 Dips ■ 200 Liegestütze ■ 50 enge Liegestütze ■ 15 Crunches + 15 seitliche Crunches (beidseitig) ohne Unterbrechung ■ Dehnen
SPLIT 2 **RÜCKEN**	■ 100 Klimmzüge im Obergriff ■ 50 Klimmzüge im Untergriff ■ 50 Klimmzüge im Obergriff ■ 15 Crunches + 15 seitliche Crunches (beidseitig) ohne Unterbrechung ■ 3x 15 Wiederholungen Beinheben
SPLIT 3 **SCHULTERN & BAUCHMUSKELN**	■ 100 Liegestütze ■ 100 Crunches ■ 50 Crossovers ■ 50 Crunches ■ 3x 2 Min. Flutterkicks ■ 3x 1 Min. Crunch-Hold ■ 15 Crunches + 15 seitliche Crunches (beidseitig) ohne Unterbrechung ■ 3x 15 Wiederholungen Beinheben ■ Handstand bis zum Versagen
SPLIT 4 **BIZEPS & TRIZEPS**	■ 50 Klimmzüge im Untergriff ■ 100 Dips ■ 100 Liegestütze ■ 20 langsame Klimmzüge ■ 20 langsame Dips
SPLIT 5 **BEINE**	■ 4x 20 m Ausfallschritte ■ 100 Kniebeugen ■ 100 Wiederholungen stehendes Wadenheben mit Körpergewicht
SPLIT 6 **AUSDAUER**	■ 100 Crunches ■ 8x 100 m Sprints ■ 100 Klimmzüge ■ 200 Liegestütze ■ 100 Dips

ÜBUNG 1
LIEGESTÜTZE

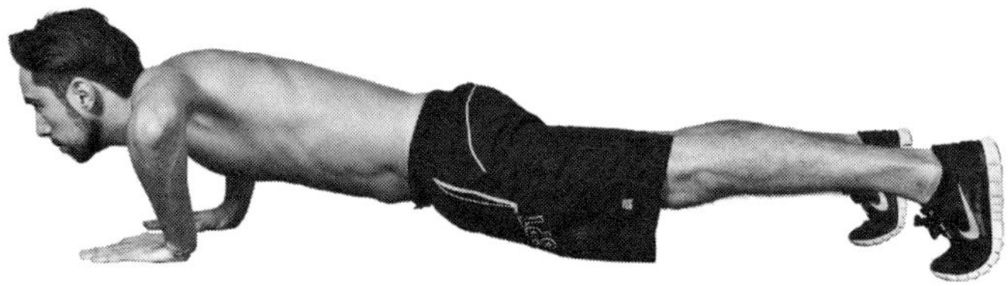

Der Körper soll in der unteren Position parallel zum Boden sein, den Boden aber nicht berühren.

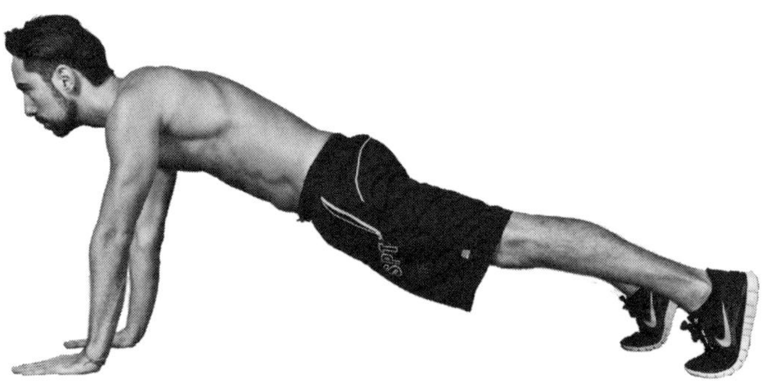

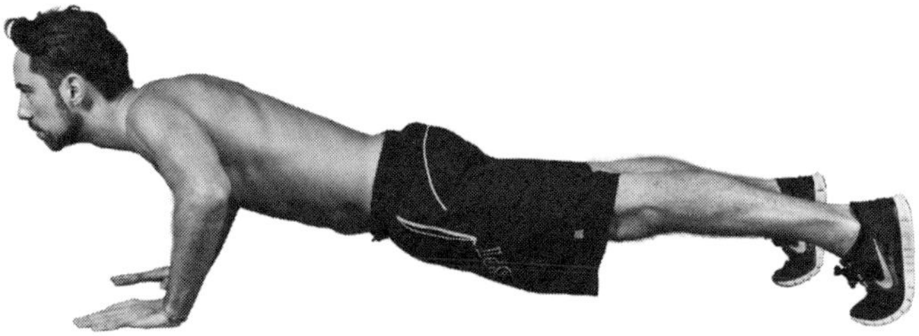

+ Variationen: einarmig und einbeinig, Füße erhöht bis zur Handstandposition, enge Handstellung

SPLIT 1
BRUST

SPLIT 3
SCHULTERN & BAUCHMUSKELN

SPLIT 4
BIZEPS & TRIZEPS

SPLIT 6
AUSDAUER

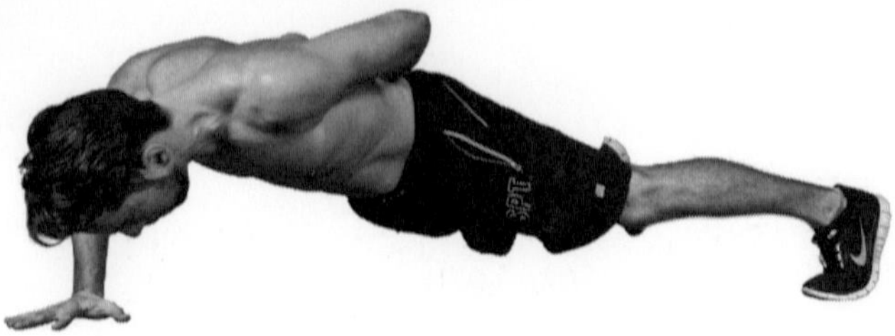

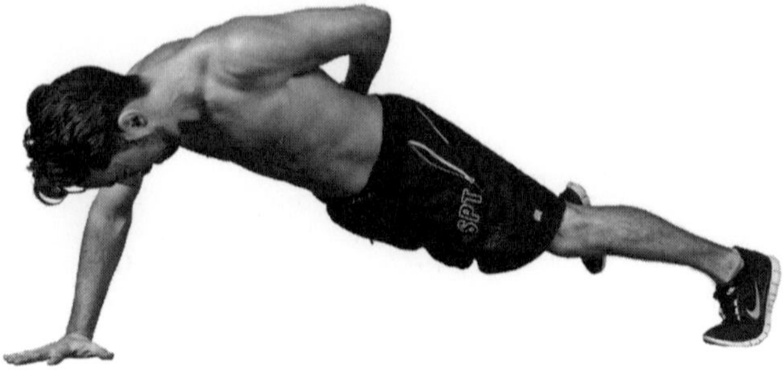

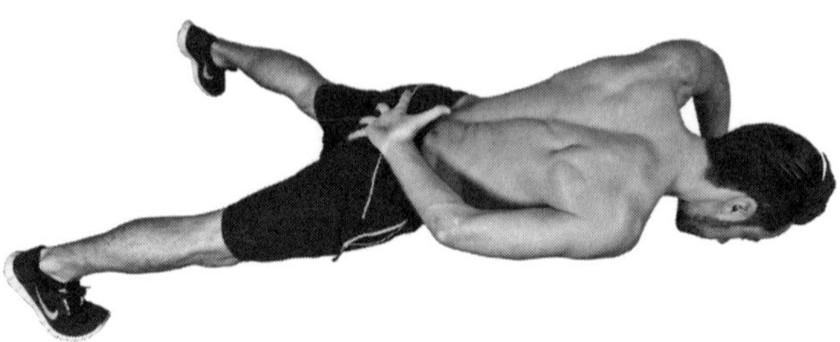

Um das Training zu intensivieren, kann man die Füße erhöht auf stabile Möbelstücke stellen oder an der Wand nach oben, bis zum Handstand, hochsteigen.

WICHTIG: Auf gute Körperspannung achten, speziell bei einarmigen und einbeinigen Varianten!

SPLIT 1
BRUST
SPLIT 4
BIZEPS & TRIZEPS
SPLIT 6
AUSDAUER

ÜBUNG 2
DIPS – VARIANTE 1

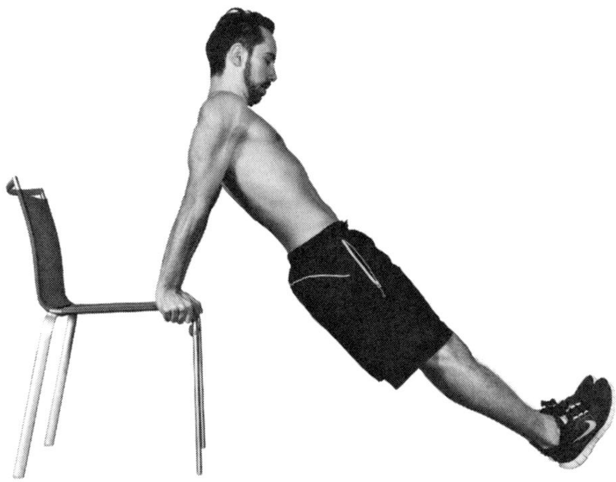

WICHTIG: Auf die Körperspannung, einen geraden Rücken und angespannte Schultern achten!

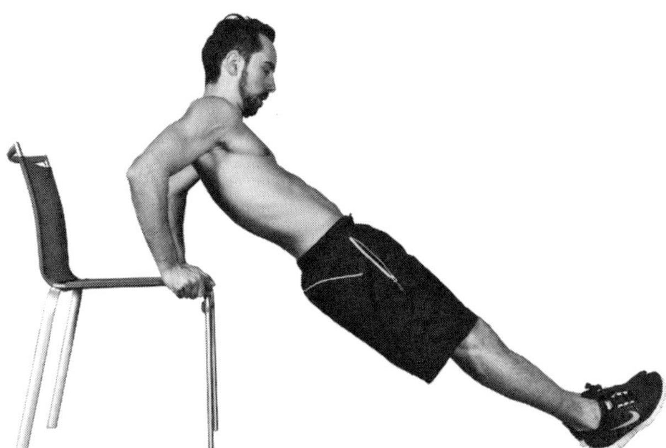

ÜBUNG 3
Crunches

SPLIT 1
BRUST
SPLIT 2
RÜCKEN
SPLIT 3
SCHULTERN & BAUCHMUSKELN
SPLIT 6
AUSDAUER

Den Rücken am Boden lassen, das Genick nicht zu weit nach vorne dehnen, Beine im rechten Winkel zum Boden.

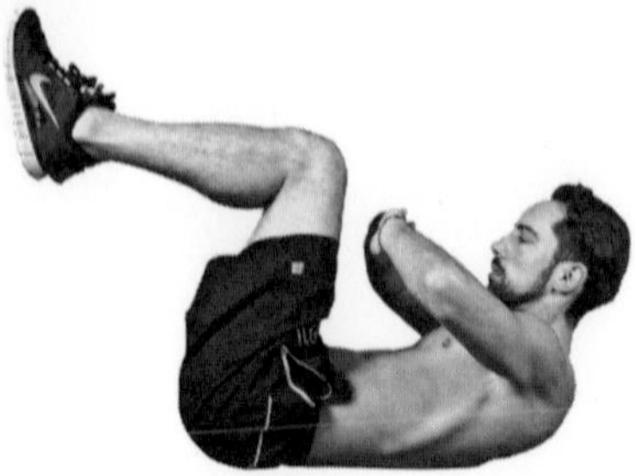

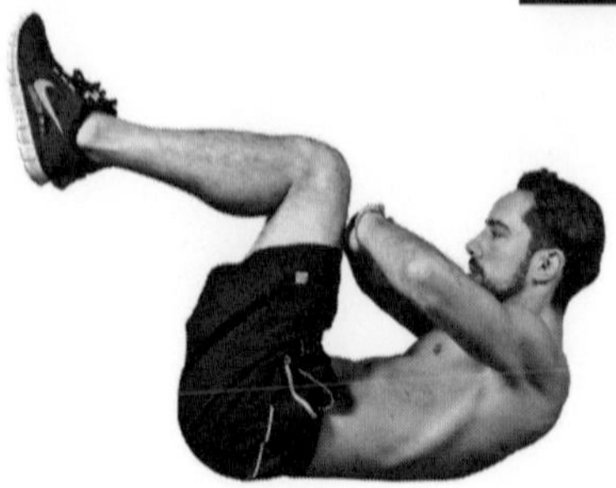

+ Variation: schräge Crunches

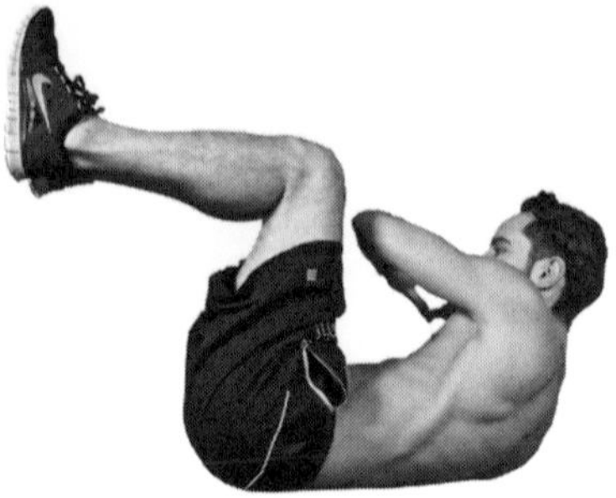

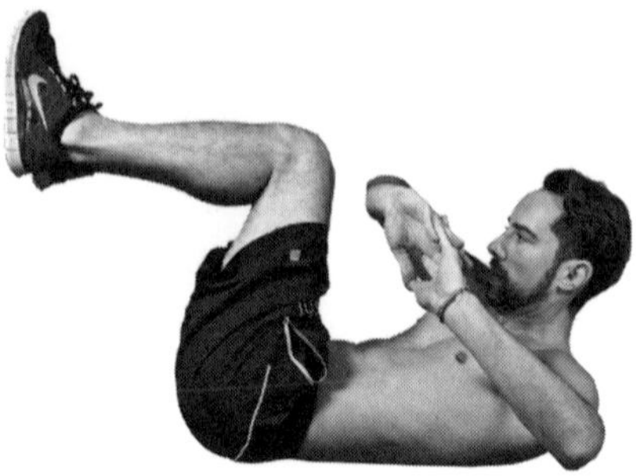

Abwechselnd mit dem linken Ellenbogen das rechte Knie berühren und umgekehrt. Beine bleiben im rechten Winkel.

SPLIT 2
RÜCKEN

SPLIT 3
SCHULTERN & BAUCHMUSKELN

ÜBUNG 4
DIPS – VARIANTE 2

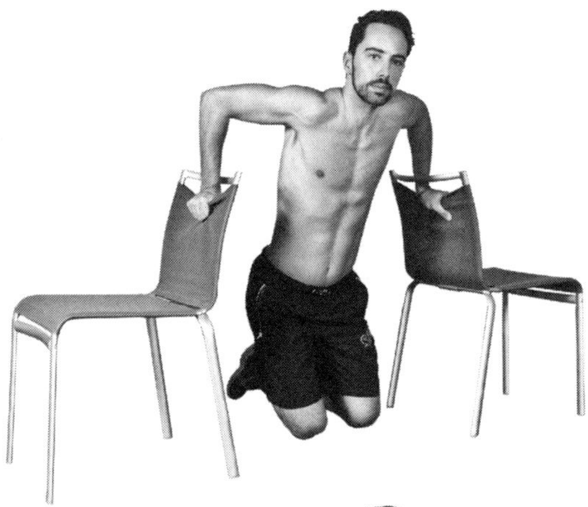

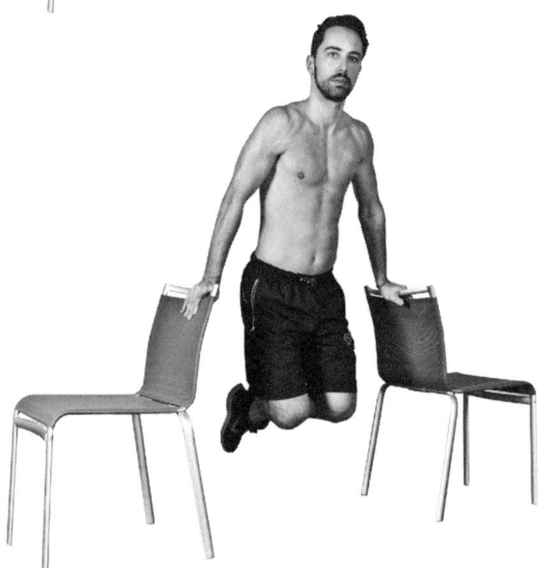

WICHTIG:
Auf die Spannung der Schulter- und Rückenmuskulatur achten!

ÜBUNG 5
crossovers

SPLIT 3
SCHULTERN & BAUCHMUSKELN

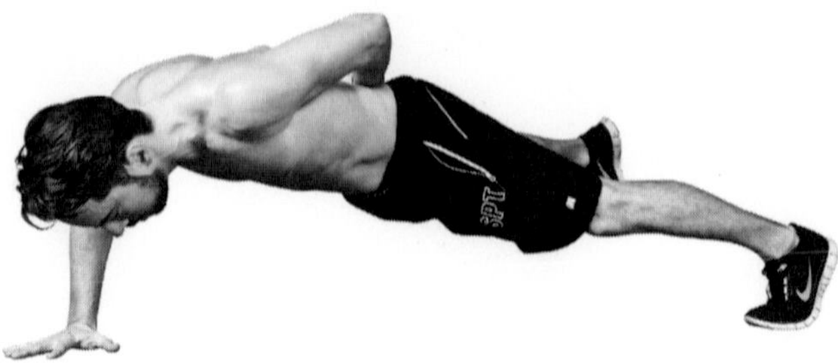

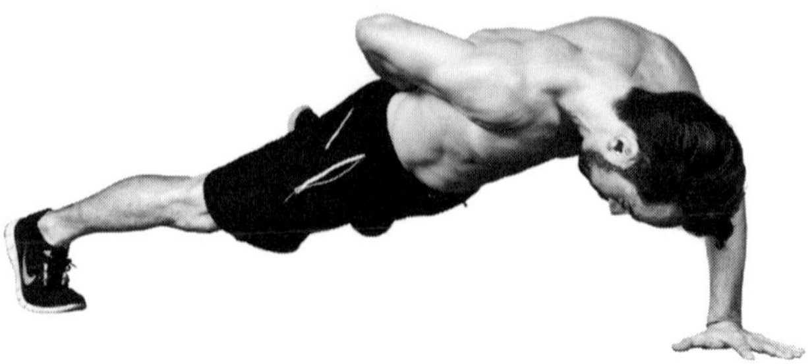

Abwechselnd linken Fuß und rechten Arm heben und 10 Sekunden halten. Dann wechseln.

WICHTIG:
Auf gute Körperspannung achten!

SPLIT 2
RÜCKEN

SPLIT 4
BIZEPS & TRIZEPS

SPLIT 6
AUSDAUER

ÜBUNG 6
KLIMMZÜGE

+ Variationen: Obergriff, Untergriff

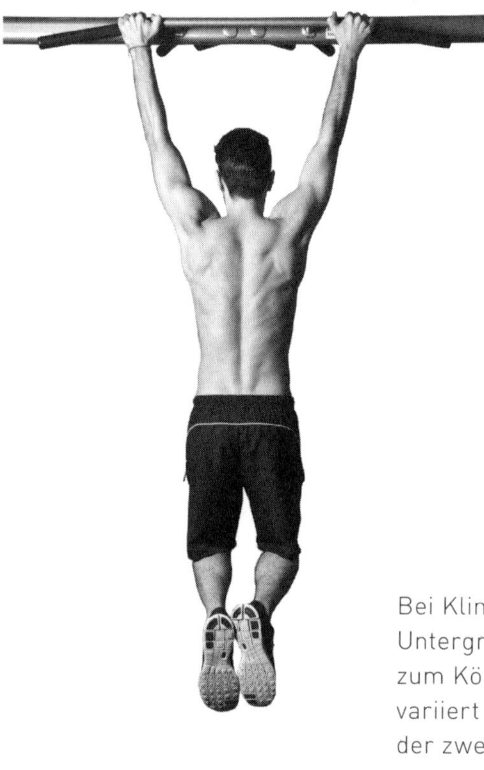

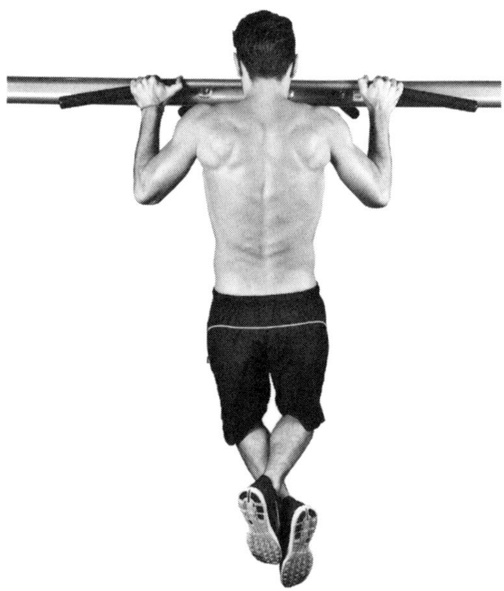

Bei Klimmzügen kann zwischen Ober- und Untergriff (beim Untergriff zeigen die Handflächen zum Körper hin) oder einhändigen Klimmzügen variiert werden. Bei einarmigen Klimmzügen mit der zweiten Hand das Handgelenk umfassen.

ÜBUNG 7
FLUTTERKICKS

SPLIT 3
SCHULTERN & BAUCHMUSKELN

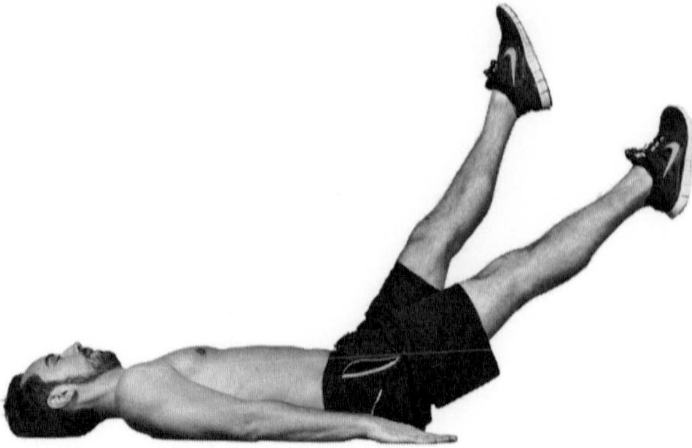

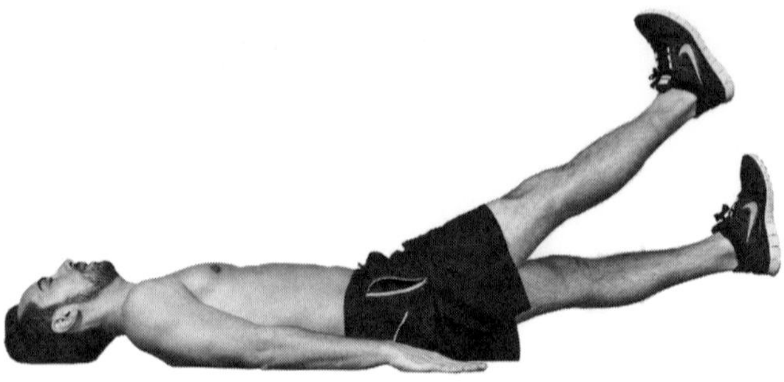

WICHTIG:
Bei Flutterkicks bleibt der Rücken auf dem Boden. Auf die Spannung der Oberschenkelmuskulatur achten!

SPLIT 5
BEINE

ÜBUNG 8
AUSFALLSCHRITT

Die Position 45 Sekunden lang halten, dann Bein wechseln.

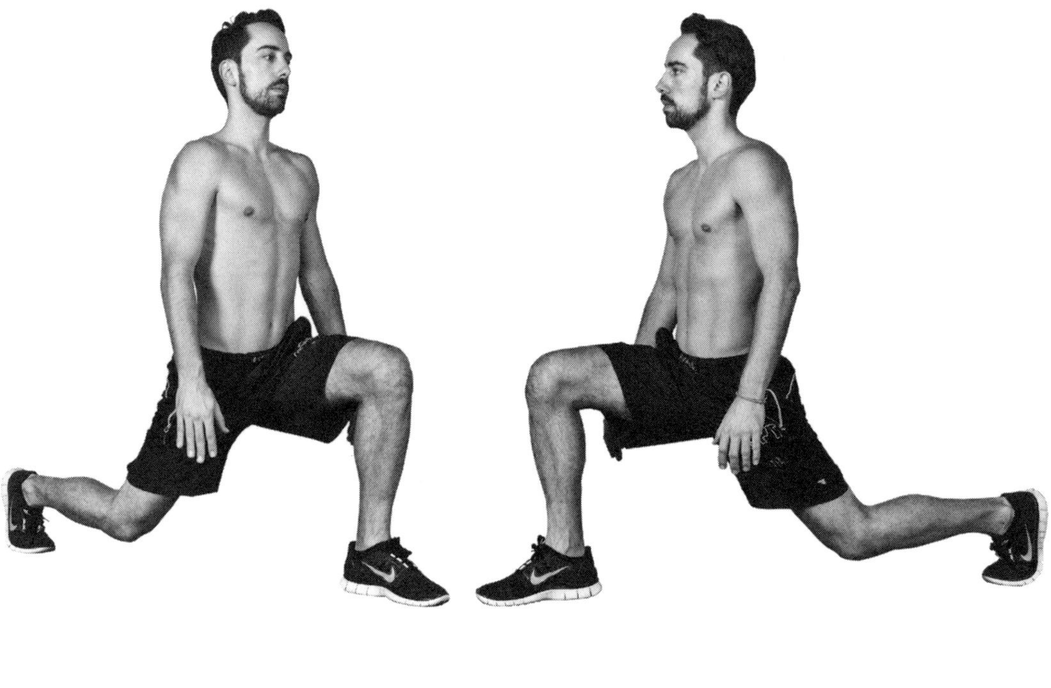

ÜBUNG 9

SPLIT 5
BEINE

EINBEINIGE KNIEBEUGEN

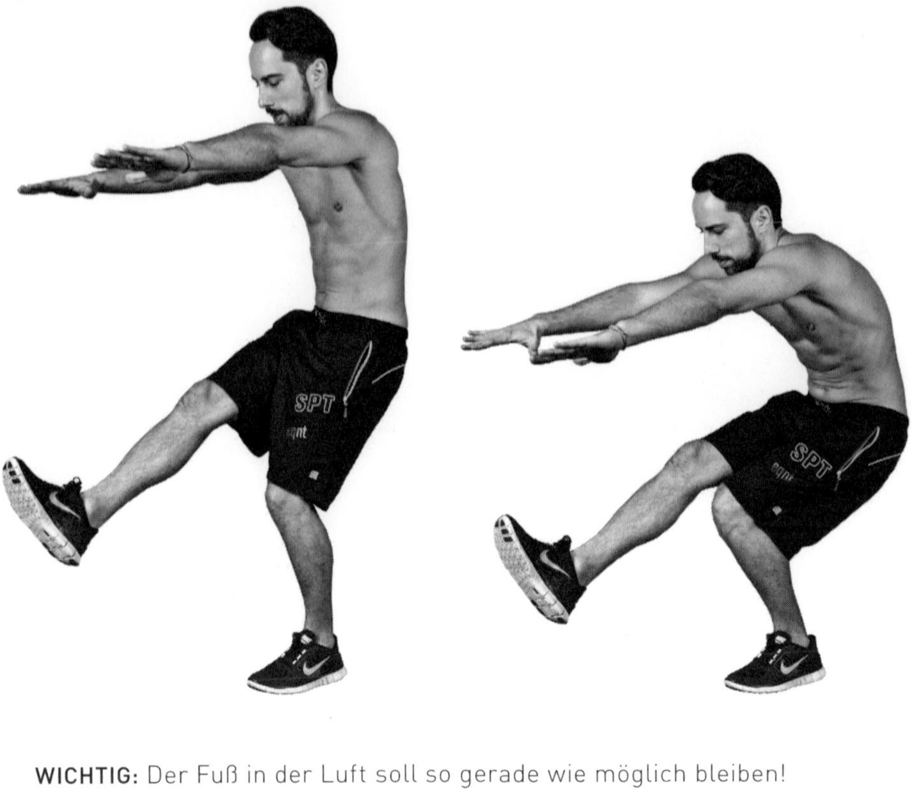

WICHTIG: Der Fuß in der Luft soll so gerade wie möglich bleiben!

SPLIT 5
BEINE

ÜBUNG 10
WADENHEBEN

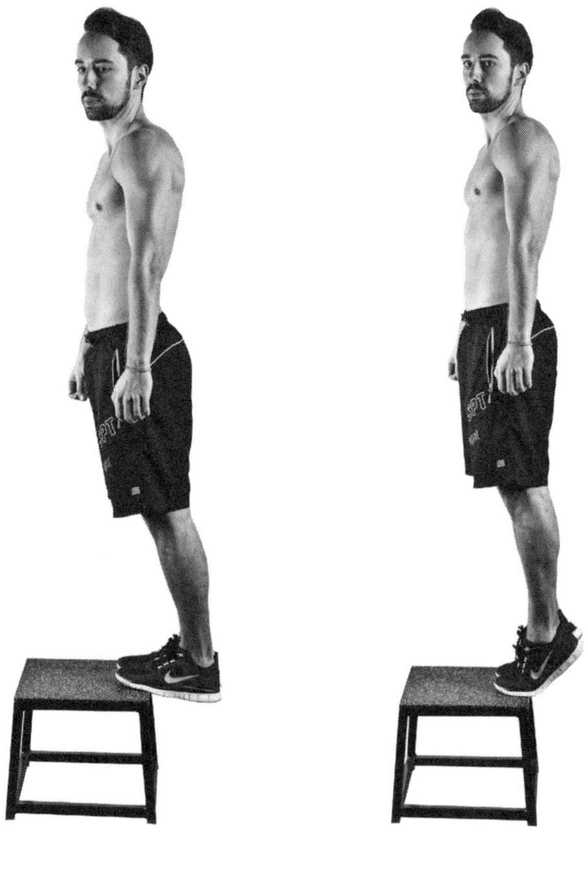

WICHTIG:
Auf die Balance achten und sich nirgends mit den Händen abstützen!

CONCLUSIO

Wenn du es bis hierher geschafft hast, konntest du es entweder nicht mehr erwarten meine Conclusio zu lesen, oder du bist bereits stolzer Besitzer eines Sixpacks. Ich habe mein Training 66 Tage lang im Fitnessstudio durchgezogen und bin erst danach auf die Calisthenics-Übungen zu Hause umgestiegen bzw. mache ich jetzt eine Mischform aus Training im Studio und Calisthenics zu Hause. Das ist aber Geschmackssache. Ich habe einige Freunde, die Sportarten wie Klettern oder Downhill-Mountainbiking betreiben und schon aus Prinzip niemals einen Fuß in ein Fitnessstudio setzten würden. Sie halten sich alle mit Calisthenics-Übungen fit, die sie zu Hause machen, und das funktioniert wunderbar.

Wenn euch Calisthenics mehr zusagt als das Training im Studio und ihr auf den Geschmack gekommen seid, gibt es zahlreiche Möglichkeiten das Training weiter auszubauen. Im Internet, vor allem auf YouTube, findet ihr eine Vielzahl an Übungen und Varianten, die ihr in euer Training integrieren könnt. So ist es auch möglich gezielt Muskelgruppen zu trainieren oder sich für spezielle Sportarten fit zu halten. Eine weitere Möglichkeit ist, sich eine Langhantel und zwei Kurzhanteln zu besorgen und einen Teil der Studio-Übungen zu Hause zu machen bzw. Calisthenics-Übungen mit zusätzlichem Gewicht zu unterstützen.

Das Wichtigste ist aber, den Spaß am Training nicht zu verlieren, denn verliert man die Freude an der Bewegung, ist auch die Motivation und damit die Konsequenz dahin.
Also: „Train hard and have fun! ;-)"

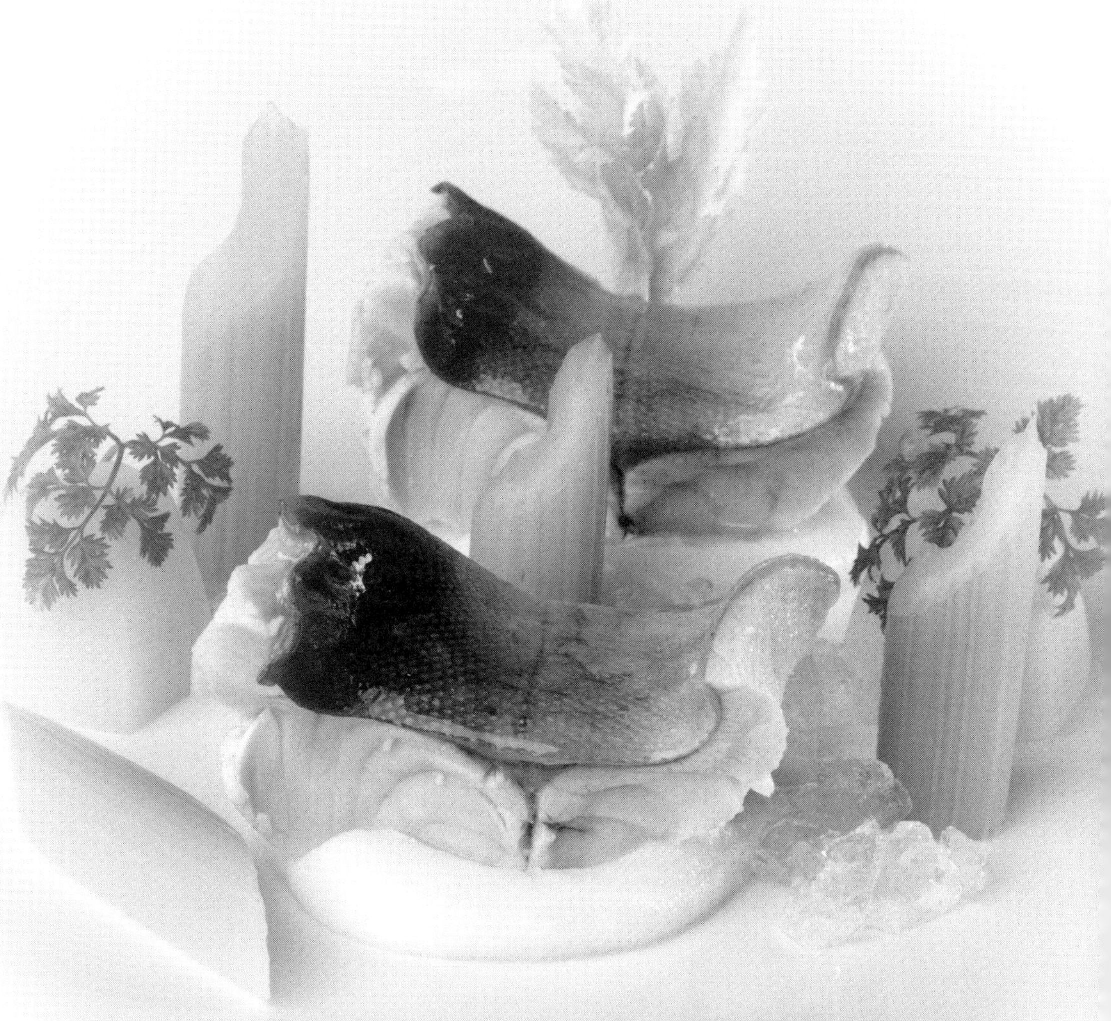

rezepte

Pochierter Seesaibling mit Selleriepüree und Kerbelkartoffeln

Zutaten für 2 Personen:

2 Saiblingsfilets à 180–200 g
0,7 l Apfelwein, Apfelmost (oder Weißwein)
Lorbeerblatt
Sternanis
Chilischote
1 Sellerieknolle
2 EL Crème fraîche
Stangensellerie
4 gekochte Kartoffeln
Kerbel
Butter, Salz

Zubereitung: Knollensellerie schälen, in kleine Würfel schneiden und in wenig Salzwasser weich kochen; mit Crème fraîche in einem Mixer zu einem feinen Püree mixen.

Apfelwein mit Gewürzen und dem Stangensellerie 3 Minuten aufkochen. Den Fisch salzen, in den heißen Apfelweinsud einlegen, zudecken und 5 Minuten ziehen lassen.
Die gekochten Erdäpfel in zerlassener Butter und Kerbel schwenken, Selleriepüree anrichten und den Fisch darauflegen. Staudensellerie und Erdäpfel anrichten und alles mit etwas Sud übergießen.

» **Zubereitungs- und Kochzeit: 20–25 Min.**
Kalorien pro Person: ca. 450 kcal «

TIPP

- Unter Pochieren versteht man das langsame Garen in warmen, aber nicht kochenden Flüssigkeiten (75°–95° C). In diesem Fall eignen sich sowohl Apfelwein oder Cidre, Apfelmost oder Weißwein zum Garen des Saiblings.

Apfelwein und Cidre bringen den interessantesten Geschmack!

Omelett mit Babyblattspinat, Kirschtomaten, Parmesan und Leinöl

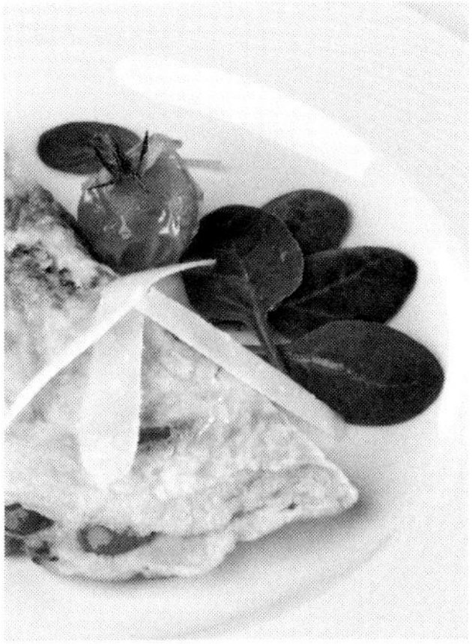

Zutaten für 2 Personen:

2–3 Eier
8 Kirschtomaten, geviertelt
Babyblattspinat
2 EL Parmesan, gerieben
1 EL Butter
Salz

Zubereitung: Die Eier aufschlagen, verrühren und salzen, in eine heiße Pfanne mit Butter gießen. Tomaten und Blattspinat nach Belieben beigeben, Parmesan hinzufügen. Wenn das Omelett fast durch ist, zusammenklappen und servieren. Mit Parmesan bestreuen, mit Hanf- oder Leinöl dezent beträufeln.

» **Zubereitungs- und Kochzeit: 10 Min.**
Kalorien pro Portion: ca. 300 kcal «

TIPPS

- Man kann das Omelett auch mit Kräutern, Pilzen oder anderem Gemüse füllen.
- Leinöl hat einen angenehm nussigen Geschmack und zudem einen sehr hohen Anteil an ungesättigten Omega-3-Fettsäuren. Es sollte in keinem Haushalt fehlen!
- Statt Leinöl kann man natürlich auch andere pflanzliche Öle (Olivenöl, Sonnenblumenkernöl, Trüffelöl etc.) verwenden.

Gnocchi mit karamellisierten Walnüssen, Petersilie, Radicchio und Walnussöl

Zutaten für 2 Personen:

300 g gekochte Gnocchi
3 EL Walnüsse, grob gehackt
½ TL brauner Zucker
50 g Butter
1 Radicchio, grob geschnitten
Walnussöl (oder Olivenöl)
Petersilie
Parmesan
Salz, Pfeffer

Zubereitung: Butter schmelzen, Zucker beigeben und karamellisieren lassen. Die Nüsse beigeben und in der Pfanne schwenken. Radicchio begeben, Gnocchi und Petersilie dazu, salzen und pfeffern, mit einem Schuss Wasser untergießen, anrichten und mit etwas Parmesan bestreuen.

» **Zubereitungs- und Kochzeit: 20 Min.**
Kalorien pro Portion: ca. 900 kcal «

TIPPS

- Zum Karamellisieren reicht es, den Zucker unter Rühren drei Minuten lang leicht aufschäumen zu lassen.
- Walnüsse besitzen den höchsten Anteil aller Nüsse an Antioxidantien, zudem bewirken sie eine Senkung des Cholesterinspiegels.
- Gereifter Parmesan hat zwar etwas mehr Kalorien als andere Hartkäse, ist aber gesünder. Er hat einen sehr hohen Anteil an Calcium, das in Verbindung mit Vitamin D die Knochen stärkt.
- Um die Kalorien zu reduzieren, nur 200 Gramm Gnocchi verwenden! Ernährungswissenschaftlich gesehen sind Vollkornteigwaren wertvoller.

Geflügel auf asiatische Art mit Saisongemüse, Ingwer, Koriander und Basmatireis

Zutaten für 2 Personen:

2 Puten- oder Hühnerbrüste, in fingerdicke Streifen geschnitten
Frisches Gemüse je nach Saison, in nicht zu große Stücke geschnitten
Sesamöl
frischer Koriander
Basmatireis als Beilage

Für die Sauce:

1 EL Sojasauce
1 EL Austernsauce dickflüssig
ev. etwas Chilisauce, mild
2 Knoblauchzehen, gepresst
1 TL Ingwer, klein gewürfelt
2 TL Honig
Saft einer Zitrone

Zubereitung: Für die Sauce alle Zutaten vermischen, zum Aufgießen gewünschte Menge verwenden. Den Rest im Kühlschrank für weitere Rezepturen aufheben.
Das Gemüse in Sesamöl scharf anbraten und beiseite stellen. Danach das Fleisch scharf anbraten. Das Gemüse wieder beigeben und mit einem Teil der Sauce aufgießen, umrühren, mit Basmatireis anrichten und mit frischem Koriander bestreuen.

» **Zubereitungs- und Kochzeit: 20 Min.**
Kalorien pro Portion: ca. 400 kcal «

TIPPS

- Die Sauce kann man auf Vorrat produzieren und auch für andere asiatische Gerichte verwenden. Gut verschlossen, bleibt sie im Kühlschrank lange frisch.
- Das Fleisch eine halbe Stunde vor dem Garen aus dem Kühlschrank nehmen. Fleisch und Gemüse getrennt garen.

Tomaten-Avocado-Salat mit Chilischoten, Rucola, Leinöl und gebratener Hühnerbrust oder Crispy Chicken

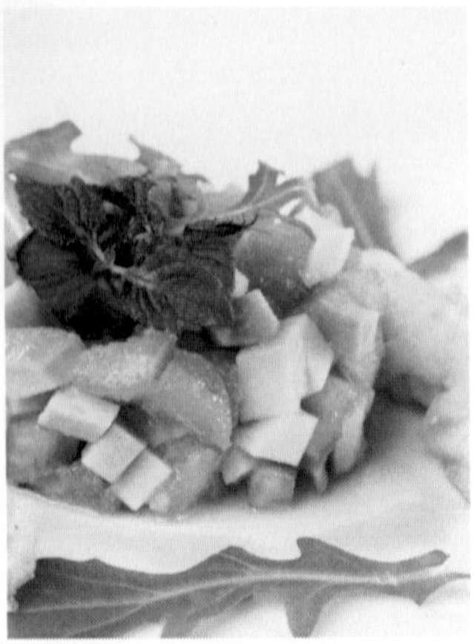

Zubereitung: Avocado und Tomaten würfelig schneiden und in Salz, Zitrone, Chilischoten und Olivenöl marinieren. Auf dem Teller mit Rucolablättern anrichten und alles mit Leinöl beträufeln. Die Hühnerbrust in dünne Streifen schneiden und salzen.

Für den Tempurateig das Tempuramehl mit 3 EL Wasser, Salz, Pfeffer (und eventuell mit 1 TL Noilly Prat) mit einer Gabel zu einem Teig anrühren, bis sich alle Mehlklümpchen aufgelöst haben. Das Fleisch zügig durch den Tempurateig ziehen, im heißen Öl frittieren und auf dem Salat anrichten.

» **Zubereitungs- und Kochzeit: 20–25 Min.**
Kalorien pro Portion: ca. 370 kcal
(ohne Mehl 320 kcal) «

Zutaten für 2 Personen:

2 Fleischtomaten
1 Avocado
Zitronensaft
getrocknete Chilischoten
aus der Mühle
Rucola
Leinöl oder Olivenöl
150 g Hühnerbrust
5 EL Tempuramehl
Salz, Pfeffer

TIPPS

- Das Hühnerfilet kann man natürlich auch ohne Tempurateig einfach in der Pfanne braten.
- Avocados haben einen hohen Anteil an wertvollen ungesättigten Fettsäuren. Für die richtige Konsistenz zur Verarbeitung kann man die Frucht noch grün kaufen und dann bei Zimmertemperatur in einer Papiertüte nachreifen lassen – oder perfekt gereift auf dem Markt erstehen.

Bananen-Erdbeer-Salat mit Granatapfelkernen, Haferflocken und Minze

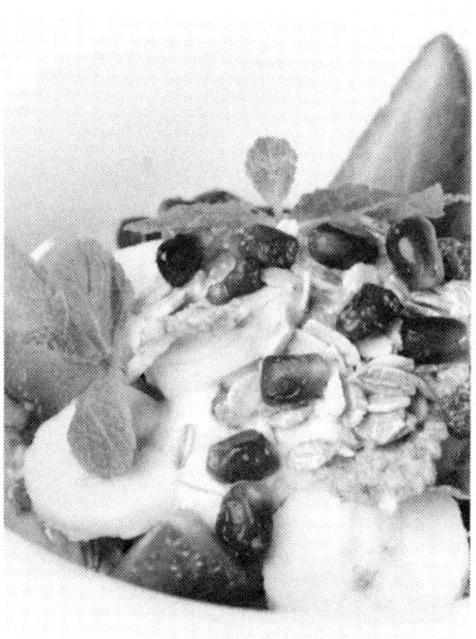

Zutaten für 2 Personen:

1 Banane
1 Granatapfel
250 g Erdbeeren
Limettensaft
250 g Joghurt
4 EL Haferflocken
Minze

Zubereitung: Banane und Erdbeeren in Scheiben schneiden, mit den Granatapfelkernen und der gezupften Minze vermischen, mit dem Limettensaft abschmecken und anrichten. Mit Joghurt und Haferflocken garnieren.

» **Zubereitungszeit: 5 Min.**
Kalorien pro Portion: ca. 275 kcal «

TIPPS

- Wer möchte, kann mit Honig süßen.
- Wer sein Müsli lieber etwas flüssiger in der Konsistenz mag, fügt nach Belieben Soja- oder Kuhmilch dazu.
- Für die Granatapfelkerne die Frucht halbieren, eine Hälfte mit der Schale nach oben halten und mit einem Löffel von oben auf die Schale klopfen, dann rieseln die Kerne auf den Teller!

Penne mit geschmortem Kürbis, Fenchel, Basilikum und gebratenen Scampi

Zutaten für 2 Personen:

300 g gekochte Penne
1 kleiner Hokkaido-Kürbis
1 Fenchel
4 Stück Scampi
Olivenöl, Salz
frisches Basilikum

Zubereitung: Den Hokkaido-Kürbis halbieren und entkernen, das Fruchtfleisch in Spalten fingerdick schneiden und in Olivenöl ca. 5 Min. anbraten, danach salzen und beiseite stellen.

Fenchel in Scheiben schneiden und im selben Öl 3 Min. anbraten, ebenfalls beiseite geben und salzen. Die Scampi im gleichen Öl anbraten. Gemüse und Penne beigeben, alles in der Pfanne durchschwenken und salzen. Basilikum zupfen und damit das Gericht finalisieren.

» **Zubereitungs- und Kochzeit: 20–25 Min.**
Kalorien pro Portion: ca. 600 kcal «

TIPPS

- Der Hokkaido-Kürbis ist der einzige Kürbis, den man nicht schälen muss! Die Schale wird beinahe so weich wie das Fruchtfleisch.
- Fenchel zählt zu den gesündesten Gemüsen überhaupt. Neben einem hohen Anteil an Mineralsalzen, Betakarotin und Eisen punktet er mit einem besonders hohen Gehalt an Folsäure!
- Um die Kalorien zu reduzieren, einfach weniger Penne verwenden! Aus ernährungswissenschaftlicher Sicht sind Vollkornteigwaren wertvoller.

Eisbergsalat mit Radieschen, Sprossen, Sardellenfilet, Kalamata-Oliven und Topinambur-Chips

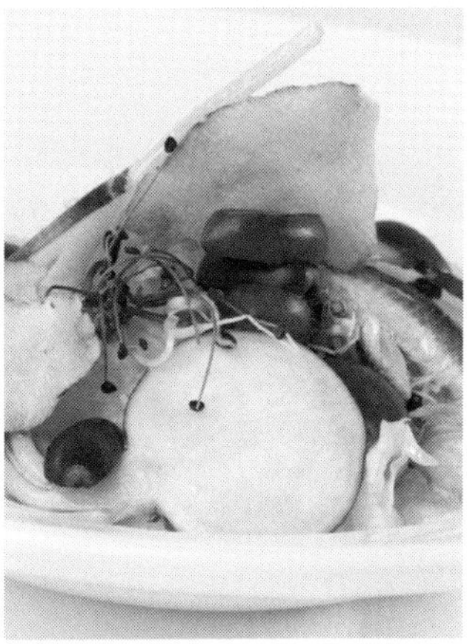

Zubereitung: Den Salat grob schneiden und waschen, die Radieschen schneiden und gemeinsam mit den Sprossen und Oliven mit Essig, Salz, Zucker und Olivenöl marinieren, auf Tellern anrichten. Die Sardellen gut abtropfen lassen, auf den Salat legen, den Salat zum Finish mit Topinambur-Chips oder anderen Gemüsechips garnieren. Dazu die Knolle dünn aufschneiden und die Scheiben in Öl knusprig frittieren, auf Küchenkrepp abtropfen lassen.

» **Zubereitungszeit: 10–15 Min.**
Kalorien pro Portion: ca. 350 kcal «

Zutaten für 2 Personen:

Eisbergsalat
2 Radieschen
frische Sprossen
8 Sardellenfilets
Kalamata-Oliven
Topinambur- oder
diverse Gemüsechips
Olivenöl
Salz, Zucker
weißer Balsamico-Essig

TIPPS

- Es können alle Arten von Sprossen wie Soja-, Bambus- oder Brokkolisprossen verwendet werden – frisch sollten sie sein, dann sind sie am gesündesten! Sprossen haben hohe Anteile an Enzymen, Vitamin C und Antioxidantien und können auch mit Topfen zu Aufstrichen gemixt werden.
- Statt Topinambur-Chips können auch andere Gemüsechips – selbst zubereitet oder fertig gekauft – als Garnitur verwendet werden.

Gebratener Zander auf Vollkornkrautfleckerln mit Soja-Paprikasauce

Zutaten für 2 Personen:

2 Zanderfilets à 180–200 g
150 g gekochte Vollkornfleckerln
1 Zwiebel, würfelig geschnitten
¼ Krautkopf, in Würfel geschnitten
1/16 l Weißwein
Salz, Zucker, Pfeffer
Kümmel, ganz
2 TL geräuchertes Paprikapulver
1 Knoblauchzehe
50 g Butter
⅛ l Sojamilch
⅛ l Gemüsesuppe

Zubereitung: Für die Sauce Knoblauch und die Hälfte der Zwiebelwürfel anschwitzen, geräuchertes Paprikapulver mitschwitzen und mit Sojamilch und Suppe aufgießen, 10 Minuten einkochen lassen und fein mixen, mit Salz abschmecken.

Für die Krautfleckerln restliche Zwiebel und etwas Zucker in Olivenöl anschwitzen. Das Kraut mitrösten, mit Weißwein ablöschen, Gewürze beigeben und kochen lassen, bis die Flüssigkeit weg ist. Die Fleckerln beigeben und mit frischem Pfeffer abschmecken.

Den Zander salzen und zuerst auf der Hautseite knusprig anbraten, kurz umdrehen, anschließend mit den Krautfleckerln und der Sauce anrichten.

» **Zubereitungs- und Kochzeit: 25–30 Min.**
Kalorien pro Portion: ca. 375 kcal «

TIPPS

- Geräuchertes Paprikapulver ist ein neues, geschmacklich interessantes Produkt in der Gewürzabteilung von gut sortierten Lebensmittelmärkten. Alternativ kann man auch gewöhnliches Paprikapulver verwenden.
- Knusprig wird die Haut des Zanders, wenn man den Fisch zunächst mit wenig Öl und bei geringer Hitze auf der Hautseite brät. Dabei das Filet immer wieder sanft in der Pfanne plattdrücken. Wenn das Filet schon fast durch ist, Butter beigeben und den Fisch wenden. Dann noch gut eine Minute den Fisch ziehen lassen und in der Pfanne schwenken.
- Die Sauce kann man auch im Topf mit einem Pürierstab pürieren.

Rosa gebratenes Beiried mit Oliven, Couscous und Kirschtomaten

Zutaten für 2 Personen:

1 Beiried, ca. 300–400 g
2 EL Butter
2 EL Olivenöl
1 Tasse Couscous
schwarze und grüne Oliven
frischer Thymian
10 Kirschtomaten mit Rispe
Salz, Pfeffer

Zubereitung: Das Fleisch salzen und pfeffern. In einer Pfanne Butter mit Olivenöl schmelzen. Wenn die Mischung heiß ist, das Fleisch einlegen, rundherum anbraten, die Kirschtomaten dazugeben und ca. 15 Minuten bei 150° C ins heiße Backrohr geben, öfters mit der Butter übergießen. Das Fleisch danach rausnehmen, in Alufolie wickeln und rasten lassen.
Den Couscous mit der eineinhalbfachen Menge Wasser dünsten, die Oliven mit Thymian in Olivenöl abschwenken und den Couscous drunterrühren. Das Fleisch in Scheiben schneiden und auf dem Couscous mit den Kirschtomaten anrichten und mit dem Butterrückstand übergießen.

» **Zubereitungs- und Kochzeit: 25–30 Min.**
Kalorien pro Portion: ca. 500 kcal «

TIPPS

- Beim Fleisch sollte man aus gesundheitlichen und aromatischen Gründen zu Bio-Produkten greifen. Rasten soll das Fleisch, damit sich die Flüssigkeit nach dem Garen gleichmäßig im Fleisch verteilen kann.
- Die Tomaten brät man mit Rispe, weil man sie danach leichter mit einem Griff aus der Backform herausholen kann.
- Oliven sind überaus gesund: Sie haben einen hohen Anteil an Mineralstoffen, Folsäure und Vitaminen (A, B1, B2, E) und steigern den Gallenfluss, was wiederum die Verdauung fördert.
- Die Oliven frisch kaufen – wenn möglich keine eingelegte Ware verwenden.

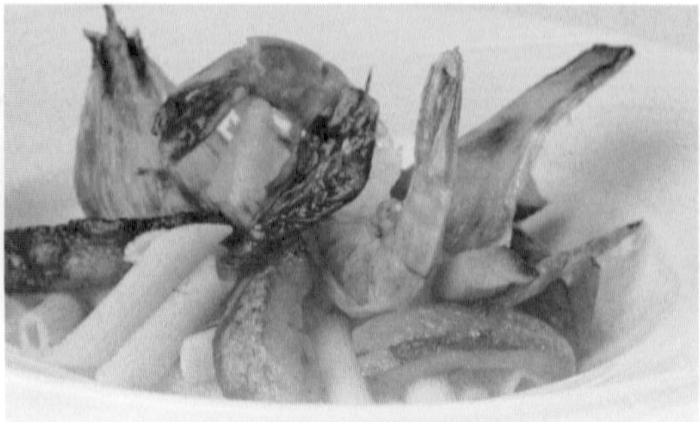

Penne mit geschmortem Kürbis

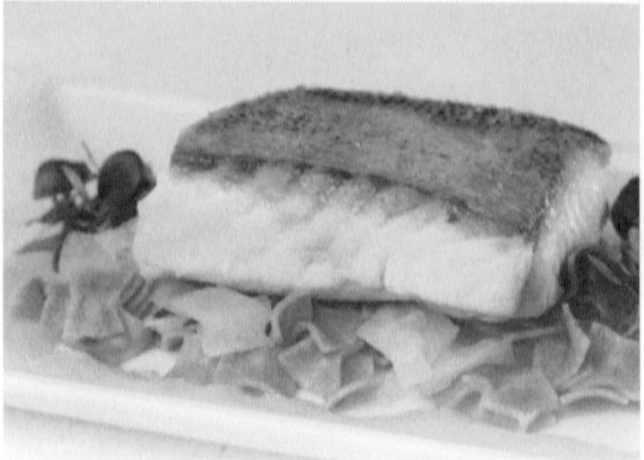

Gebratener Zander

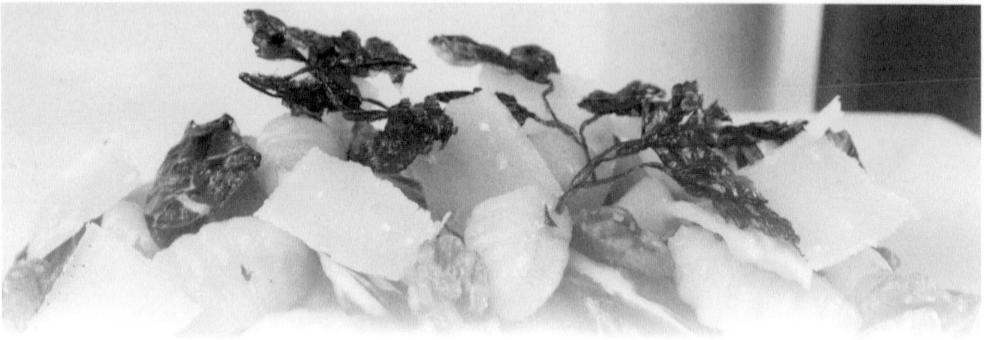

Gnocchi mit karamellisierten Walnüssen

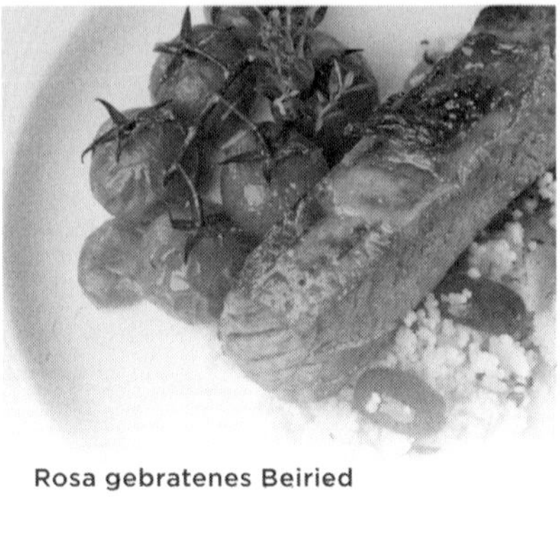

Rosa gebratenes Beiried

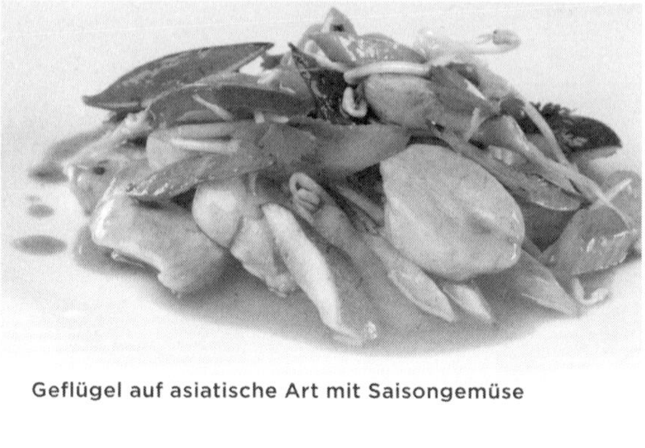

Geflügel auf asiatische Art mit Saisongemüse

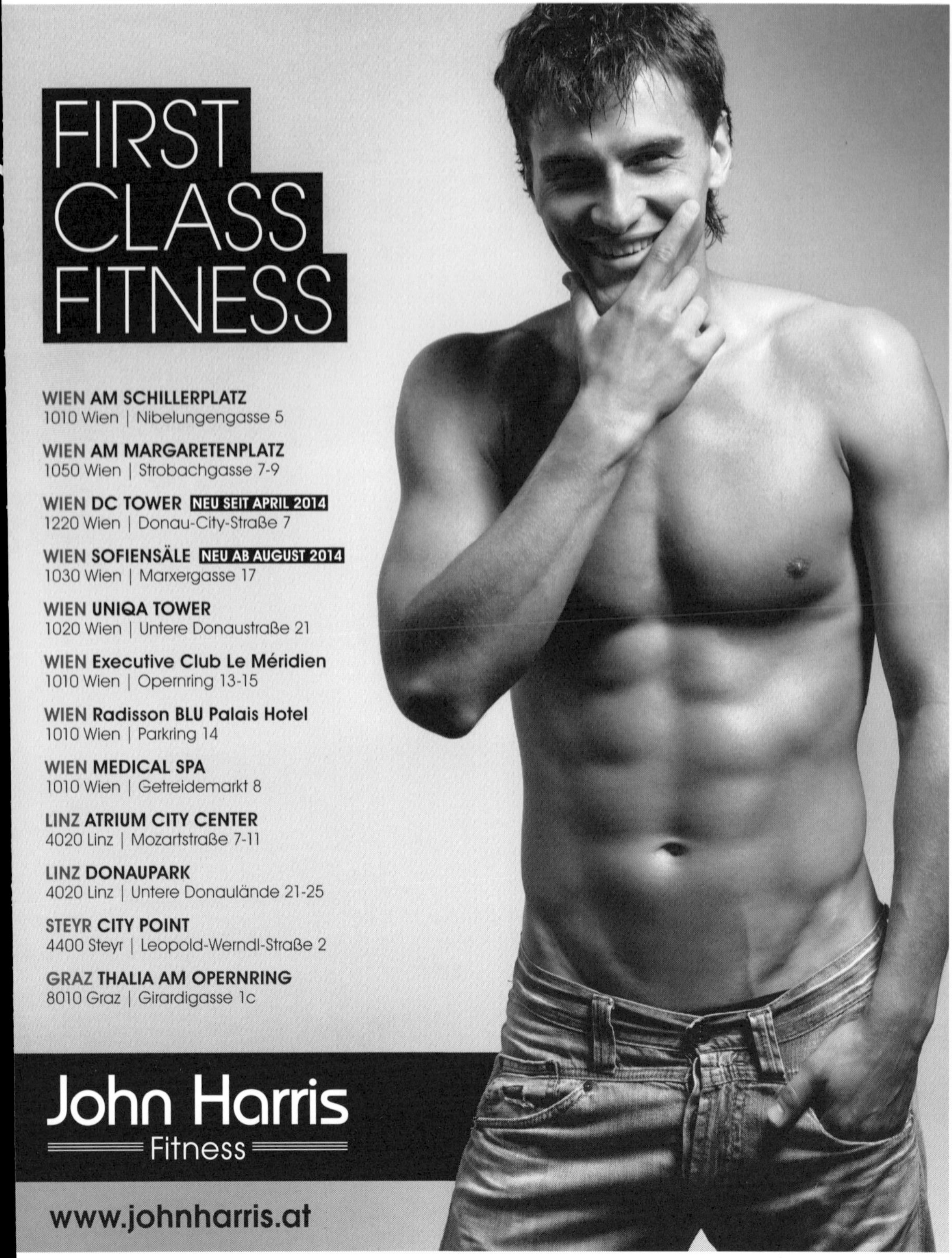
FIRST CLASS FITNESS
WIEN AM SCHILLERPLATZ
1010 Wien | Nibelungengasse 5
WIEN AM MARGARETENPLATZ
1050 Wien | Strobachgasse 7-9
WIEN DC TOWER NEU SEIT APRIL 2014
1220 Wien | Donau-City-Straße 7
WIEN SOFIENSÄLE NEU AB AUGUST 2014
1030 Wien | Marxergasse 17
WIEN UNIQA TOWER
1020 Wien | Untere Donaustraße 21
WIEN Executive Club Le Méridien
1010 Wien | Opernring 13-15
WIEN Radisson BLU Palais Hotel
1010 Wien | Parkring 14
WIEN MEDICAL SPA
1010 Wien | Getreidemarkt 8
LINZ ATRIUM CITY CENTER
4020 Linz | Mozartstraße 7-11
LINZ DONAUPARK
4020 Linz | Untere Donaulände 21-25
STEYR CITY POINT
4400 Steyr | Leopold-Werndl-Straße 2
GRAZ THALIA AM OPERNRING
8010 Graz | Girardigasse 1c
John Harris
Fitness
www.johnharris.at

peeroton®

WINNERS STUFF

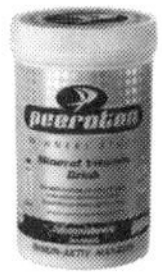

Mineral-Vitamin-Drink
- Nur 15 kcal auf 0,5 Liter
- Ideales Getränk bei Belastungen und Trainings bis 60 Min.
- Rasches Auffüllen des Elektrolytspeichers

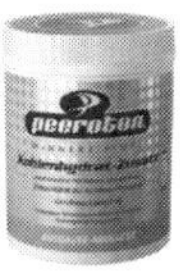

Kohlenhydrat-Zusatz – Ausdauer-Manager 600g Getränkepulver
- Schnelle, lang anhaltende Energieversorgung, erhöht das Durchhaltevermögen
- Versorgt den Organismus mit komplexen, leicht verdaulichen Kohlenhydraten
- Vor oder während und nach erhöhter Belastung

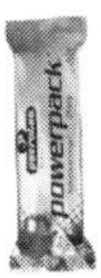

Powerpack – Haferflockenriegel
- Ideales Lunchpaket für Alltag und Sport – schmeckt, sättigt, stärkt
- Lang anhaltende Leistungsverfügbarkeit
- Handgemachter Haferflockenriegel ohne Industriezucker

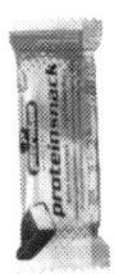

Protein-Snack – Gewichtsmanager mit Geschmack für zwischendurch
- Ideal für unterwegs im Alltag und Sport
- Optimales Nährstoffverhältnis, hochwertige Proteinquelle mit Vitaminen
- Hervorragende Alternative zu Protein-Shakes

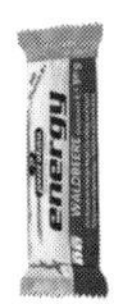

Energy-Riegel – Extrem-Ausdauer-Manager
- Das Kraftpaket für Extrem-Ausdauer
- Vitamin B1 setzt Ihren Kohlenhydratstoffwechsel in Gang
- Isomaltulose sorgt für lang anhaltende Energie

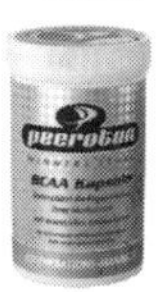

BCAA-Regenerationsmanager
- Beugt Muskelschmerzen und Muskelkater vor
- Verletzungsrisiko der Muskulatur kann reduziert werden
- Verzögert den altersbedingten Muskelabbau

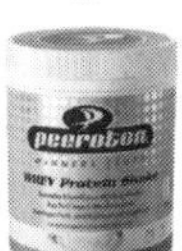

Whey-Protein-Shake – Gewichtsmanager
- Wandelt Fett in Muskelmasse um (in Verbindung mit Sport)
- Erhöht die Qualität der Muskulatur und beschleunigt die Regeneration nach Verletzungen
- Geringer Fett- und Kohlenhydratgehalt

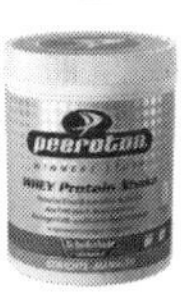

Gainer-Protein-Shake – Muskel-Aufbau-Shake
- Fördert Muskelaufbau und Muskelerhalt
- Optimales Auffüllen der Speicher nach längerer Belastung
- Vollwertiger Mahlzeitenersatz bei Mangelernährung und schneller Frühstücksersatz

www.peeroton.com

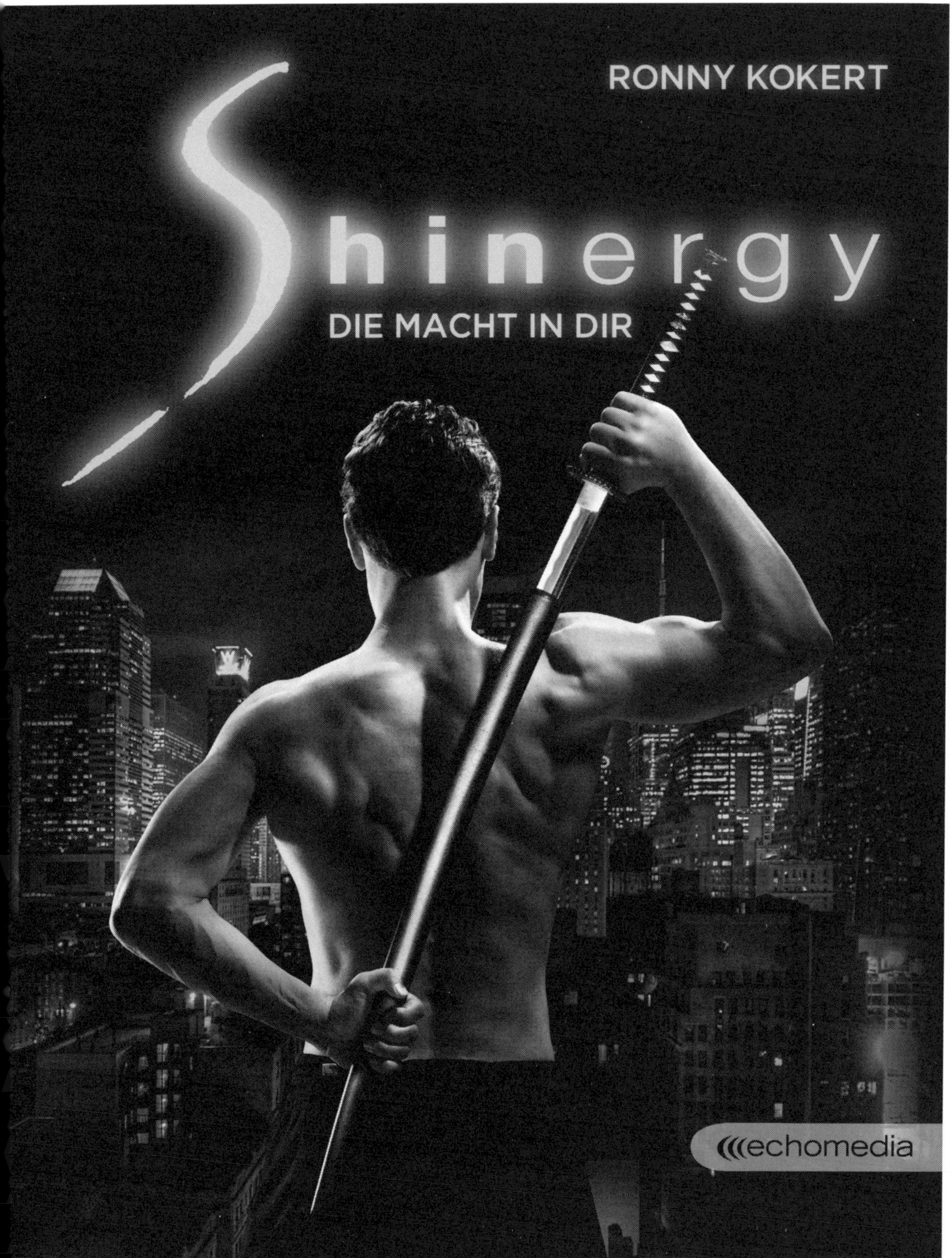
RONNY KOKERT
Shinergy
DIE MACHT IN DIR
echomedia

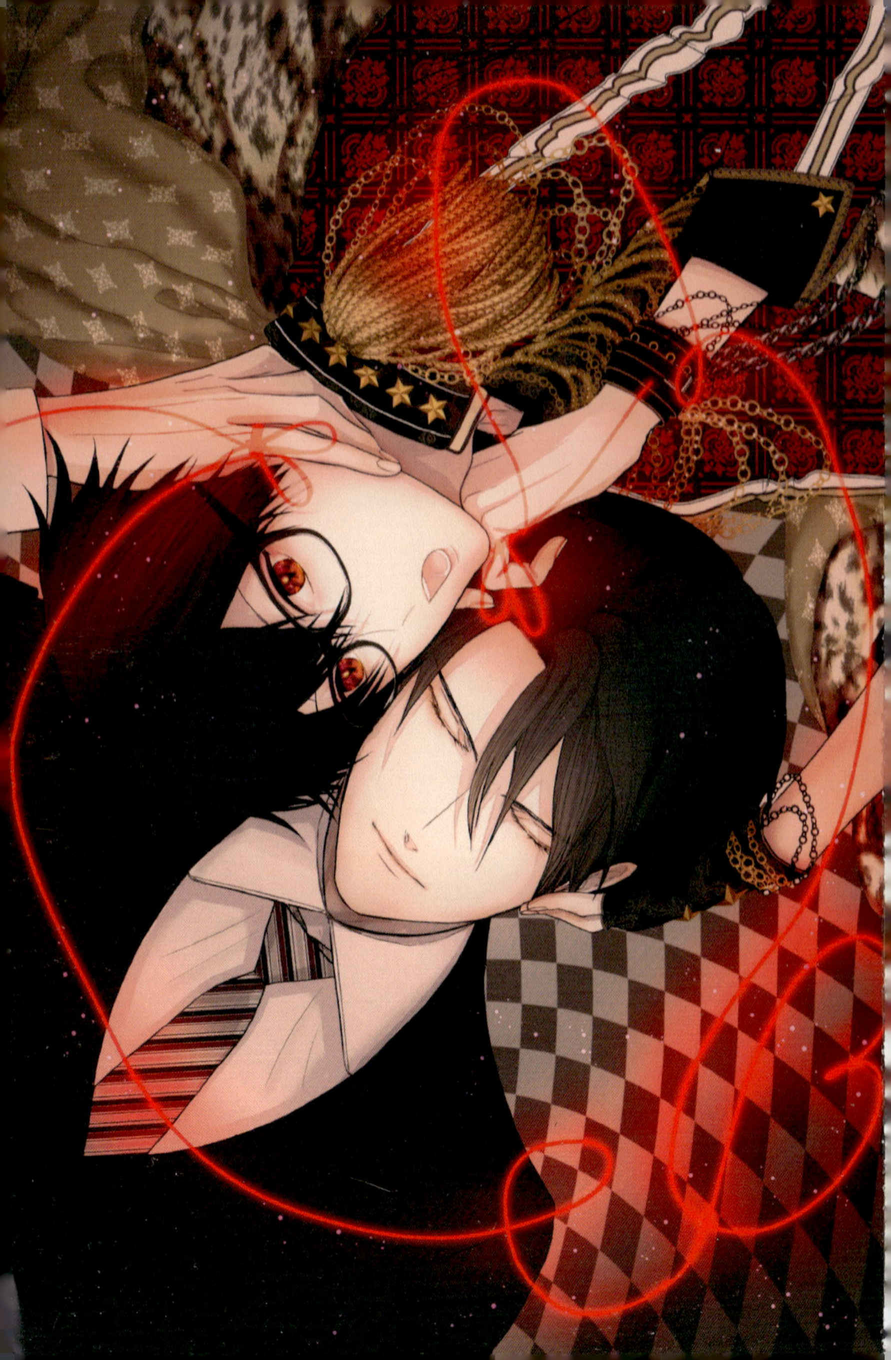